SINAL VERDE PARA A CARNE VERMELHA

© Wilson Rondó Jr., 2011

1ª Edição, Editora Gaia, São Paulo 2011
1ª Reimpressão, 2011

Diretor-Editorial
JEFFERSON L. ALVES

Diretor de Marketing
RICHARD A. ALVES

Gerente de Produção
FLÁVIO SAMUEL

Coordenadora-Editorial
DIDA BESSANA

Assistente-Editorial
IARA ARAKAKI

Revisão
LUCIANA CHAGAS

Capa
FELICI DESIGN

Projeto Gráfico
REVERSON R. DINIZ

Dados Internacionais de Catalogação na Publicação (CIP)
(Câmara Brasileira do Livro, SP, Brasil)

Rondó Junior, Wilson
  Sinal verde para a carne vermelha : uma nova luz sobre a alimentação saudável / Wilson Rondó Jr. – São Paulo : Gaia, 2011.

  ISBN 978-85-7555-254-4

  1. Alimentos - Combinação. 2. Carnes - Aspectos da saúde. 3. Dietas para emagrecer. 4. Emagrecimento. 5. Metabolismo. 6. Nutrição. 7. Obesidade. 8. Obesidade - Aspectos endócrinos. 9. Saúde - Aspectos nutricionais. 10. Saúde - Promoção. I. Título.

11-02050   CDD-613.2

Índices para catálogo sistemático:
  1. Alimentação e saúde   613.2
  2. Saúde e alimentação   613.2

Direitos Reservados
EDITORA GAIA LTDA.
(pertence ao grupo Global Editora
e Distribuidora Ltda.)

Rua Pirapitingui, 111-A — Liberdade
CEP 01508-020 — São Paulo — SP
Tel: (11) 3277-7999 / Fax: (11) 3277-8141
e-mail: gaia@editoragaia.com.br
www.editoragaia.com.br

Obra atualizada conforme o
Novo Acordo Ortográfico da Língua Portuguesa

Colabore com a produção científica e cultural.
Proibida a reprodução total ou parcial desta obra sem a autorização do editor.
Nº de Catálogo: **3265**

SINAL VERDE PARA A CARNE VERMELHA

Agradecimentos

Agradeço a meus pacientes, que confiaram no meu trabalho e o respeitaram, fazendo-me ver a necessidade deste livro, a fim de que cada vez mais pessoas possam entender os riscos e as necessidades atuais para desfrutar de uma vida saudável.

À minha assistente Susy Mary Ezaki, por sua constante colaboração na elaboração dos textos e apoio aos pacientes.

À equipe da W. Rondó Medical Center, um laboratório vivo dos princípios contidos neste livro.

Ao amigo e mentor Carlos Viacava, que, com sua atitude visionária, primeiro me chamou a atenção para o verdadeiro boi de capim, cuja importância se confirma na atualidade.

Sumário

Agradecimentos   9

Prefácio   15

Apresentação   17

Inflamação silenciosa, a doença moderna   19

    A epidemia por trás das doenças do século XXI   19
    Carboidratos baratos   19
    Óleos vegetais baratos   20
    O barato sai caro   20
    Diminuição do consumo de óleo de peixe   21
    O papel da insulina   21

    Tipos de inflamação   22
    Em expansão   22
    Teste rápido   24
    Marcadores sanguíneos de inflamação silenciosa   26
    Eicosanoides   27
    Relações harmoniosas   28

    Um novo teste   28
    Potencial pró-inflamatório celular   29
    Potencial de rejuvenescimento celular   30
    Potencial antienvelhecimento   30

    Inflamação silenciosa e doenças   32
    Obesidade   32
    Aterosclerose   32
    Câncer   32
    Doenças reumatoides   33

Ômega 3: o guardião da saúde   35

Gordura que faz a diferença   35
Sinais de desequilíbrio de ácidos graxos   35
Ácidos graxos e cérebro   36
Benefícios do ômega 3   38
Em busca do equilíbrio   38

Uso de suplementos   39
O óleo de peixe ideal   40
Critérios importantes   41
Ômega 3 de cadeia longa e óleo de linhaça   42
Qualidade em teste   43
Bandidos e mocinhos   44
Ao natural é melhor   45

Carne vermelha   47

Uma nova realidade   47
Perigos da carne de gado confinado   49

Carne vermelha e doenças   50
Osteoporose   51
Doenças renais   51
Doenças cardíacas   52
Câncer   52
Carne vermelha: alimento androgênico   55

Consumir carne de qualidade   55
Mercado em expansão   59

Colesterol e estatinas   61

Uma relação perigosa   61
Os números não mentem   62

Aves e peixes   65

Criação industrial   65
Ovos e colesterol   66

Peixes de cativeiro   67
A melhor escolha   69
Os perigos do mercúrio   69
Fontes de contaminação por mercúrio   70
Ambientes de trabalho, atividades e instrumentos
que podem causar contaminação por mercúrio   71

Impactos da poluição ambiental   73

Somos todos vítimas   73
DDT e outros produtos químicos   75
Mercúrio   75
BPCs e substâncias radioativas   77

Vegetarianismo   79

Efeito contrário   79
Dúvida comum   79
Dieta de desintoxicação   80
Consuma carne sem culpa   81
Soja como substituta da carne   82
Diga "não" à soja!   83
A dieta ideal para você   83

Tipo metabólico   85

Cada indivíduo é único   85
Faça o teste   85

A alimentação faz história   91

De caça a caçador   91
Fiat lux   92
O poder do fogo   93
A agricultura primitiva   93
Variações importantes   94
Produção em massa   95
Desafios do futuro   95

Leite e intolerância à lactose   97

    Mutação perturbadora   97
    BCM-7 e doenças   99

As muitas faces da gordura   101

    Múltiplo prazer   101
    Sem o brilho de antigamente   102
    Gorduras baratas   104
    A ciência da gordura   105
    Aprendendo um pouco mais   106
    A gordura na cozinha   108
    A gordura no organismo   108
    Efeitos especiais   109
    Gordura e saúde   110
    A volta à gordura animal   112
    A insubstituível manteiga   113
    Óleo de peixe reduz doenças cardíacas   117

    Gordura saturada   119
    Não é causa de doenças cardíacas   119
    Nem toda gordura saturada é igual   121
    Óleo e gordura de coco   122
    Mais energia   123
    Sete razões para consumir gordura saturada   124
    O elo entre gorduras trans e doença cardíaca   125
    Gorduras e boa saúde   126

    Gordura de porco   **127**
    Banha, que horror!   128
    Frituras com banha   129

Ética alimentar   131

    Uma nova consciência   131
    O que nos cabe fazer   132

Referências Bibliográficas   135

Prefácio

Vivemos em uma época de quebra de paradigmas, facilitada pelo acesso rápido à informação proporcionado pela internet, o que pode levar a confusões, quando não nos dispomos a estar atualizados. Outra grande dificuldade é em que acreditar, pois há informações novas e antigas, antagônicas, que coexistem. Se tomarmos em nossas mãos livros didáticos atuais, sobre orientação alimentar, ensinada às crianças brasileiras em idade escolar, veremos que sua base é a pirâmide alimentar proposta pelo ministério da agricultura norte-americano na década de 1990. No entanto, ocorreu uma verdadeira revolução nos conceitos alimentares, pois pesquisadores de Harvard, representados por Walter W. Willett, relacionaram os altos índices de obesidade, de doenças reumáticas e de outras enfermidades, como diabetes, câncer e aterosclerose, à alimentação em que predominam os carboidratos simples. A pirâmide saudável é a inversão daquela proposta mencionada anteriormente, e os alimentos refinados, produzidos em grande quantidade pela indústria, ocupam seu ápice, o que significa que devem ser consumidos em pequena quantidade. Peter Singer, um dos maiores filósofos da atualidade, em seu recente livro *Ética da alimentação*, faz um contundente questionamento acerca dos produtos animais que consumimos, sobre como são criados e sacrificados, bem como sobre a alimentação e os suplementos que recebem. Assim, um salmão criado em cativeiro tem menos ômega 3 do que um salmão criado livremente, pois aquele é submetido à alimentação rica em ômega 6 proporcionada pelas rações.

O livro *Sinal verde para a carne vermelha*, de Wilson Rondó Júnior, propõe alguns questionamentos muito interessantes sobre o consumo de carne vermelha, além de ser didático, abordando fatores alimentares geradores de inflamação. Boa parte do gado brasileiro, livre, criado em pastagens ricas em diversos tipos de nutrientes, tem sabor e composição diferentes dos encontrados no gado norte-americano, por exemplo, criado com alimentos muito ricos em ômega 6. Este, por sua vez, associado ao excesso de carboidrato simples, causa no organismo maior frequência de inflamações, principal raiz de todos os males de nossa saúde. Verdades inquestionáveis, como o mal provocado pelo ovo por causa do colesterol, são coisas do passado, e esse novo enfoque segundo o qual a carne vermelha não faz tão mal quanto se afirmava, dependendo de sua procedência, é bastante interessante.

Dr. Paulo Olzon Monteiro da Silva,
professor da disciplina de Clínica Médica da Unifesp

Apresentação

Nossa alimentação é muito desbalanceada pelo excesso de consumo de grãos e seus derivados. Os cereais estão presentes em pães, bolachas, bolos, doces, bem como em carnes, ovos e laticínios, uma vez que os animais são alimentados com rações à base de grãos, repletos de ômega 6. Herdamos esse excesso dos alimentos e ficamos em flagrante desequilíbrio com o ômega 3, que aparece em índices pífios em nossa dieta. Estudos mostram que, na alimentação moderna, esses ácidos graxos chegam a apresentar uma relação de 50 (ômega 6) para 1 (ômega 3), quando não deveria ultrapassar 3:1. Somando-se a isso o uso de óleo de milho, óleo de soja e margarina no preparo das refeições, vemos que o quadro só se agrava, favorecendo o aparecimento de doenças.

Os cientistas têm mostrado que esse desequilíbrio pode ser a causa das preocupações atuais em termos de saúde: obesidade, doenças cardiovasculares, diabetes tipo 2, câncer, depressão, resistência à insulina, alergias, doenças autoimunes e muito mais. Tal desarmonia provoca uma série de condições adversas no organismo, as quais podem persistir por anos antes de se manifestar. É a chamada "inflamação silenciosa", que vai minando a saúde das pessoas, com resultados muitas vezes dramáticos.

Será impossível vencer os problemas de saúde relacionados a esse desequilíbrio se não houver uma mudança substancial na alimentação. claro que mudar um ou dois itens da dieta não vai resolver. A verdade é que os alimentos em geral estão comprometidos, uns mais, outros menos. Além disso, são bem poucas as pessoas que se nutrem de acordo com seu metabolismo, respeitando suas necessidades individuais. É com essa realidade que devemos trabalhar, para encontrar formas menos nocivas de nos alimentarmos.

Acredito que, no momento em que houver uma conscientização sobre as necessidades alimentares em relação aos ácidos graxos essenciais, teremos mudanças radicais na saúde, coisa que nenhum programa nutricional, como os das pirâmides alimentares, conseguiu resolver.

Como em qualquer outra área, também na medicina há certos conceitos que permanecem como verdades, mesmo depois de derrubados por pesquisas amplamente comprovadas. E isso resulta em orientações inadequadas aos pacientes, baseadas em premissas superadas. Carne vermelha, gordura saturada e colesterol destacam-se na lista negra da saúde como causas de problemas graves e costumam ser proibidos de compor a dieta de pobres mortais que, inadvertidamente, se submetem a imposições médicas descabidas em nome da "ciência".

A intenção é convidar você, leitor, a rever sua alimentação comprometida com doenças para, então, dar um salto de qualidade em sua vida. Sabemos que hábitos são difíceis de vencer, mas não há outro jeito de mudar para melhor.

Ao escrever este livro, apoiei-me em estudos clínicos, na observação de pacientes, em experiências pessoais e em inúmeras pesquisas e estudos feitos nos Estados Unidos, país com farto material disponível sobre o assunto. Infelizmente, no Brasil as pesquisas não são tão abundantes nem diversificadas. E, como nossa alimentação segue basicamente a dos norte-americanos, é possível traçar paralelos interessantes.

Talvez os mal informados extremistas de plantão não concordem com os pontos de vista defendidos aqui. Só posso dizer que sinto muito. Se me convencerem do contrário, vou achar ótimo. Até lá, continuarei fiel às minhas convicções. Supersaúde para você!

Inflamação silenciosa, a doença moderna

A EPIDEMIA POR TRÁS DAS DOENÇAS DO SÉCULO XXI

Por trás das epidemias de obesidade e de diabetes tipo 2, observadas no mundo todo, está algo a que não temos dado a devida atenção: a inflamação silenciosa, que não decorre de ataques por micróbios ou doenças. Ela originou-se da mudança radical que a alimentação sofreu nos últimos trinta anos e traduz-se por um desequilíbrio acentuado na relação entre os ácidos graxos ômega 3 e ômega 6 no organismo, condição causada principalmente por:

- consumo excessivo de carboidrato refinado;
- uso de óleos vegetais baratos, como os hidrogenados;
- diminuição do consumo de óleo de peixe.

Esse tipo de alimentação progride continuamente, criando no organismo focos pró-inflamatórios que acabam por causar essas e outras doenças, como câncer, distúrbios neurológicos, asma, alergias, doenças autoimunes e muito mais. Apesar de haver maior controle e rigor nos cuidados com a saúde, esses problemas vêm aumentando.

CARBOIDRATOS BARATOS

O consumo excessivo de carboidrato refinado, fato relativamente recente na história da humanidade, tem diminuído a expectativa e a qualidade de vida. Atualmente, a indústria alimentar consegue produzir uma espantosa variedade de *junk food* composta basicamente de carboidratos baratos, presentes em restaurantes e em nossa própria casa, vindos do supermercado. É certo que o uso de carboidratos baratos enriquece a produção industrial e facilita a vida daqueles cujas refeições incluem cereais matinais, pães e doces de massa. Mas há um preço a se pagar. A mudança na alimentação, pelo alto consumo de carboidratos refinados, com elevado índice glicêmico, aumenta a produção de insulina, que, por si só, potencializa a formação de inflamação silenciosa.

ÓLEOS VEGETAIS BARATOS

Outro fenômeno recente é o consumo excessivo de óleos vegetais de fabricação barata, os hidrogenados, ricos em ômega 6. Eles substituíram as gorduras do passado, como banha de porco, manteiga e até o óleo de oliva. As gorduras animais, ricas em ômega 3, não têm impacto significativo como causa de inflamação silenciosa.

O BARATO SAI CARO

A partir de 1920, conseguiu-se produzir, de modo bem econômico, óleos baratos, principalmente os de soja e de milho, ricos em ômega 6 e bases potenciais da produção de inflamação silenciosa. Todos os grãos e amidos são compostos de glicose pura, ligados quimicamente de forma fraca. Eles são rapidamente quebrados e convertidos em glicose durante a digestão. Esse rápido acréscimo de glicose na circulação sanguínea libera um hormônio, a insulina. O aumento dos níveis de insulina estimula o ômega 6 dos óleos vegetais a produzir mais ácido araquidônico e, com isso, mais inflamação silenciosa.

O custo baixo dos grãos levou a um aumento do uso de soja e milho pela indústria alimentícia. Esses grãos também foram usados em rações para animais criados em confinamento. Assim, a carne de gado, a de frango e até a de peixe herdaram excesso de ômega 6, que é transmitido a nós, consumidores.

Com o tempo, fazendas tradicionais tornaram-se fábricas de transformar milho e soja baratos em carnes mais econômicas, vendidas a restaurantes e casas de *fast food*. E a agricultura tradicional transformou-se em um complexo industrial para produzir alimento barato. Um bom negócio.

Carboidratos e óleos vegetais baratos, por si só, são suficientes para causar a epidemia inflamatória destes novos tempos. Juntando-se a isso os alimentos processados, é como jogar um palito de fósforo aceso em gasolina. Uma bomba para a saúde. O barato nem sempre vale a pena.

Diminuição do consumo de óleo de peixe

Essa junção de fatores – consumo elevado de carboidratos e óleos baratos, ricos em ômega 6, e diminuição de consumo de ômega 3 – transformou a inflamação silenciosa em uma epidemia emergente.

Estima-se ter havido uma queda de 90 a 95% no consumo de óleo de peixe nos últimos cem anos.

Com isso, extinguiu-se a última barreira nutricional (óleo de peixe rico em ômega 3) para prevenir o rápido aumento da inflamação. Criou-se, dessa forma, o ambiente perfeito para o desenvolvimento da epidemia silenciosa, cujos primeiros sinais começaram há cerca de 25 anos: o rápido aumento da obesidade e do diabetes tipo 2.

O papel da insulina

O modo mais eficiente de diminuir a formação de ácido araquidônico (AA) é reduzir a ingestão de ácidos graxos essenciais, como o ômega 6 encontrado nos óleos vegetais, e, além disso, manter uma dieta de acordo com o seu tipo metabólico, composta por alimentos de baixo índice glicêmico, para não estimular o aumento da produção de insulina. Esse hormônio ativa a enzima delta-5-desaturase, a qual promove maior formação de AA. Ao contrário, o ácido eicosapentanoico (EPA), do tipo ômega 3, inibe essa enzima.

Resumindo: deve-se buscar o equilíbrio correto da relação entre ômega 3 e ômega 6. Um teste de insulina pode fornecer alguma referência sobre essa questão.

\multicolumn{4}{c}{Teste de insulina de jejum (valores em µU/ml)}
Alto risco	Risco médio	Boa	Ideal
15	10	8	5

Tipos de inflamação

A **inflamação aguda** é benéfica e indispensável para a sobrevivência, pois, sem uma adequada resposta inflamatória, seríamos alvos de constantes ataques microbianos, e mesmo os ferimentos mais simples não seriam curados.

A **inflamação crônica** também é importante porque sinaliza a presença de dano progressivo nos tecidos, causado tanto por micróbios como por agentes físicos (radiação, trauma, queimaduras) ou químicos (toxinas, substâncias cáusticas, necrose tecidual, reações imunológicas).

A **inflamação silenciosa** é também medida por fatores imunológicos e causa danos de difícil recuperação nos tecidos do corpo. Apresenta-se como causa e efeito de todas as doenças degenerativas crônicas, como esclerose múltipla, mal de Alzheimer, esclerose lateral amiotrófica, aterosclerose, carcinomas, artrite reumatoide, lúpus eritematoso sistêmico, diabetes, acidente vascular cerebral e obesidade.

EM EXPANSÃO

Como já mencionado, estima-se que houve uma redução de 90 a 95% no consumo de óleo de peixe nos últimos cem anos. Hoje, os norte-americanos ingerem diariamente cerca de 20 g de ômega 6 proveniente de óleos vegetais e apenas 125 mg de ômega 3 derivado de peixe.

Uma vez que a barreira nutricional ômega 3 caiu, ocorre uma rápida escalada da inflamação silenciosa, causando a epidemia da *síndrome da gordura tóxica*. O primeiro sinal disso, ou o mais evidente, é o rápido aumento da obesidade e do diabetes tipo 2, doenças atualmente consideradas epidêmicas no Primeiro Mundo.

No que diz respeito ao câncer, já há consenso sobre o fato de que a inflamação silenciosa aumenta a vascularização em volta do tumor, de modo que um maior aporte de aminoácidos e nutrientes parece contribuir para a manutenção e a propagação da doença. Por isso, estudos e tentativas são realizados com o objetivo de controlar o crescimento do tumor, impedindo que este seja nutrido.

As evidências científicas constatam que a aterosclerose passou gradualmente de um modelo de doença crônica degenerativa, que acomete exclusivamente pacientes em idade avançada, para um modelo de doença inflamatória crônica subclínica, presente desde a infância, com comprometimento extenso dos vasos sanguíneos. Essa inflamação subclínica encontra-se na origem de enfermidades como diabetes, doença de Crohn, obesidade, mal de Alzheimer e tantas outras.

A inflamação silenciosa é a mais perigosa de todas, pois ataca os órgãos de modo contínuo, por muitos anos, até acumular danos suficientes para produzir uma doença crônica visível. Depois de anos, e até mesmo décadas, de constantes ataques de baixa intensidade, uma grande variedade de condições crônicas pode aparecer. Quando um órgão começa a incomodar, você vai ao médico. Porém, por melhor que seja o clínico, ele só poderá lhe receitar remédios que tratam os sintomas da doença, nenhum para tratar sua origem. Isso pode ser bom para a indústria farmacêutica, já que você terá um longo período para consumir seus produtos, mas não é bom para você, porque seu organismo continuará sendo agredido pela inflamação silenciosa.

Diante das atuais evidências do envolvimento da inflamação no processo aterosclerótico, diversos estudos têm avaliado a relação entre marcadores inflamatórios no sangue e o risco de eventos cardiovasculares. Uma vez que a dor não está presente na inflamação silenciosa, esses marcadores são ferramentas importantes e não devem ser desprezados. Os marcadores de que dispomos são as citoquinas, o fibrinogênio e a proteína C reativa. Seu médico deve mantê-los em observação, como medida rotineira. Outro parâmetro a ser investigado é a concentração e a relação entre AA e EPA.

Teste rápido

Quem já tem doença crônica certamente apresenta altos níveis de inflamação silenciosa. Mesmo sem fazer exames, é possível constatar a ocorrência do problema. Responda às perguntas a seguir e confira: mais de três respostas positivas podem indicar altos níveis de inflamação silenciosa. Nesse caso, deve-se considerar uma investigação mais acurada dos marcadores dessa inflamação, por meio de um exame de sangue.

- Você está acima do peso?
- Está usando drogas que reduzam o colesterol?
- Fica atordoado quando faz caminhadas?
- Está em situação de estresse?
- Tem constante desejo por carboidrato?
- Sente cansaço durante o dia?
- Fica faminto cerca de duas horas após o jantar?
- Tem unhas e cabelos quebradiços?

1. Estar acima do peso

A primeira questão é definir seu peso ideal. O objetivo principal, na verdade, é conhecer sua porcentagem de gordura. De forma geral, para homens deve ser cerca de 15%, e, para mulheres, 22%. Se o índice de gordura fica abaixo de 6% para homens, e de 13% para mulheres, indica condições desfavoráveis de saúde. Estar acima do peso, de acordo com esses parâmetros, é um sinal claro da ocorrência de inflamação silenciosa.

2. Usar drogas para reduzir colesterol

A estatina é a única droga conhecida que aumenta o índice de ácido araquidônico e, em consequência, propicia a inflamação silenciosa. Isso explica por que um dos principais efeitos colaterais desse remédio é a perda da memória recente, causada por inflamação no cérebro e diminuição do nível de colesterol nos nervos, necessário para manter a transmissão neural.

3. Ficar atordoado quando caminha

O reestabelecimento do equilíbrio correto de neurotransmissores pede que você durma bem. O nível de eicosanoides derivados de AA no cérebro pode interferir nesse processo, caso esteja elevado, possibilitando a manifestação de sintomas como tonturas e sensação de atordoamento.

4. Estar estressado

A intensidade com que se responde ao estresse mental, físico ou emocional depende do nível de AA gerador de eicosanoides. Quanto maior seu nível, mais sensível estaremos aos agentes estressores.

5. Ter desejo frequente por carboidratos

Indica alta resistência à insulina. A elevação da insulina reduz o nível de glicose rapidamente, forçando o cérebro a sinalizar que é preciso ingerir mais carboidratos o quanto antes. O excesso de insulina também induz a formação de AA, especialmente se você tem uma alimentação rica em carboidratos e óleos vegetais, mas pobre em óleo de peixe.

6. Sentir fadiga constante

Pode resultar de fadiga mental e física. A fadiga mental é causada pelo excesso de AA no cérebro. A fadiga física é provocada pela falta de adenosina trifosfato (ATP) suficiente para formar músculo e atender às necessidades metabólicas. Comer muito alimento refinado aumenta a insulina no sangue – a insulina tem efeito inflamatório. Em alta concentração, esse hormônio não permite a liberação de gordura e de ATP, e isso resulta em fadiga.

7. Sentir fome após o jantar

Fome, poucas horas após o jantar, é um indicador do aumento de precursores do AA no corpo, que ativam receptores cerebrais criando esse desejo.

8. Ter unhas e cabelos quebradiços

Pode sinalizar a ação de eicosanoides pró-inflamatórios, que inibem a produção da queratina, prejudicando a integridade de unhas e cabelos.

MARCADORES SANGUÍNEOS DE INFLAMAÇÃO SILENCIOSA

Proteína C reativa

Até recentemente, só a proteína C reativa de alta sensibilidade (hs) tinha sido usada como marcador inflamatório para risco cardiovascular. No entanto, trata-se de um marcador pouco confiável, pois pode ser alterado por inflamações de diferentes tipos. Na verdade, observa-se sua rápida elevação em processos inflamatórios agudos de qualquer natureza, o que pode mascarar os resultados. Por outro lado, o aumento dos índices de AA/EPA pode mostrar a ocorrência do processo inflamatório com mais segurança, anos antes de a inflamação ser indicada por elevação constante da proteína C reativa. Ou seja, quando a proteína C reativa se mantém constantemente elevada, o indivíduo já tem a síndrome inflamatória há muito tempo. Considere a relação AA/EPA como o seu mais precoce marcador de síndrome inflamatória.

Triglicérides e HDL colesterol

Divida o nível de triglicérides (TG) pelo de HDL colesterol para obter a relação entre eles. Se o resultado for maior que 4, é provável que você sofra de inflamação silenciosa. A relação TG/HDL mostra também resistência à insulina, um indicativo de síndrome metabólica. Quanto maior a relação TG/HDL, maior o grau de resistência à insulina e, com isso, o ácido araquidônico presente no tecido gorduroso começa a intervir no sangue, iniciando o processo inflamatório, que ataca também outros órgãos.

Indivíduos que apresentem índices elevados na relação TG/HDL devem considerar o teste de insulina de jejum. Caso os níveis de insulina sejam maiores do que 9 µU/ml, é possível que esteja ocorrendo aumento da atividade da enzima delta-5-desaturase, a chave para a produção de AA. Um bom resultado para o teste de insulina de jejum é abaixo de 9 µU/ml. Menos que 5 µU/ml é o ideal.

Quanto menor o nível da insulina de jejum, maior e melhor é a expectativa de vida. Mas há casos, como os de atletas de elite, em que a inflamação silenciosa ocorre mesmo quando os índices da insulina de jejum estão dentro da normalidade. Nessas condições, é necessário um exame ainda considerado sofisticado no meio médico, a saber, a quantificação dos ácidos graxos essenciais no sangue, em particular, do nível de precursores de eicosanoides.

EICOSANOIDES

Todas as formas de inflamação, incluindo a silenciosa, são controladas por um grupo de hormônios conhecidos como eicosanoides. Em 1982, o prêmio Nobel foi dado a três pesquisadores que descobriram o papel desses hormônios no desenvolvimento de doenças crônicas. As associações dos eicosanoides no organismo podem ser boas ou más. Havendo equilíbrio entre elas, somos presenteados com saúde celular e rejuvenescimento. Em desequilíbrio, causam destruição celular. Quando o equilíbrio desses poderosos hormônios é rompido, a produção de eicosanoide ruim aumenta, o que facilita o surgimento de doenças crônicas.

Todos os eicosanoides são derivados das gorduras contidas na alimentação, principalmente de ácidos graxos essenciais que devem ser supridos por dieta. Os ômega 6 promovem a geração de AA, que é uma molécula pró-inflamatória, enquanto o ômega 3 tem ação anti-inflamatória. Ou seja, os pró-inflamatórios causam inflamação, inclusive a silenciosa, enquanto o ômega 3 a repara e promove a saúde. Daí a importância de mantê-los em equilíbrio.

Relações harmoniosas

Os três ácidos graxos que podem ser transformados em eicosanoides são o ácido araquidônico (AA), o ácido di-homogamalinoleico (ADGL) e o ácido eicosapentanoico (EPA).

Do AA e do ADGL surgem todos os eicosanoicos pró-inflamatórios, que, em excesso, causam as doenças crônicas.

Do EPA surgem os que oferecem proteção parcial contra a síntese de AA, ou seja, têm ação anti-inflamatória.

O equilíbrio desses três ácidos determina com maior precisão as reais condições do indivíduo. Eles se encontram equilibrados quando:

- a quantidade de AA é inferior a 9% do total de ácidos graxos;
- a concentração de ADGL é maior do que 3% do total de ácidos graxos; e
- a presença de EPA é maior que 4% do total de ácidos graxos.

Um novo teste

O mais importante é checar a relação AA/EPA. Se o índice for maior que 10, você certamente apresenta inflamação silenciosa. Uma boa relação é 3 e a ideal é 1,5. A população japonesa é hoje a que apresenta maior expectativa de vida, com as menores taxas de doenças cardíacas e depressão no mundo industrializado. Sua relação AA/EPA fica entre 1,5 e 3. Em média, norte-americanos têm relação AA/EPA igual a 12, enquanto europeus e mediterrâneos ficam num valor entre 6 e 9.

Os testes de laboratório que revelam a relação AA/EPA ainda não foram padronizados, e muitos médicos os desconhecem. Mas você pode pedir um exame que exiba os indicadores descritos a seguir.

POTENCIAL PRÓ-INFLAMATÓRIO CELULAR

Determinar esse indicador é fácil: divida sua concentração de ácido araquidônico pela de ácido eicosapentanoico e encontrará a relação entre eles (X). Confira o resultado na tabela.

$$\frac{AA}{EPA} = X$$

Relação AA / EPA			
15 ou mais	10	3	1,5
Risco elevado de doença crônica	Evoluindo para doença crônica	Situação de saúde	Ideal

Observação: a relação (ou quociente) AA/EPA é a medida do potencial pró-inflamatório celular. Quanto mais alta a relação AA/EPA, maior a intensidade de inflamação silenciosa nos órgãos, o que indica evolução do desenvolvimento de algum tipo de doença crônica.

A relação entre triglicérides e HDL colesterol também dá indicações confiáveis. Divida o índice de triglicérides pelo de HDL colesterol. Qualquer resultado acima de 4 indica risco elevado de doença crônica. Veja a tabela:

RELAÇÃO TRIGLICÉRIDES / HDL COLESTEROL			
4	3	2	1
Risco elevado de doença crônica	Evoluindo para doença crônica	Situação de saúde	Ideal

POTENCIAL DE REJUVENESCIMENTO CELULAR

Para conhecer esse potencial, divida o índice de ácido araquidônico pelo de ácido di-homogamalinoleico. Um resultado menor que 3 indica bom potencial de rejuvenescimento.

POTENCIAL ANTIENVELHECIMENTO

Manter a inflamação silenciosa sob controle é metade da estratégia para se alcançar uma longevidade saudável. Deve-se ter uma reserva de potencial anti-inflamatório para maximizar o rejuvenescimento das células. Considere esse potencial anti-inflamatório como o seu reservatório de antienvelhecimento.

O mecanismo de rejuvenescimento celular é profundamente ligado aos genes. Você pode ativá-lo diminuindo a relação AA/ADGL em todas as células do corpo. Isso garante o aumento dos bons eicosanoides (derivados do ADGL) e a diminuição dos ruins (AA). Quanto mais você fizer isso, mais efetivo será o rejuvenescimento.

Modelo básico de exame de ácidos graxos de cadeia longa

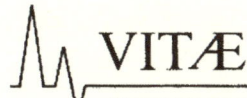

VITÆ
CROMATOGRAFIA LÍQUIDA EM ANÁLISES CLINICAS LTDA.

Sr(a)
Dr(a)   : WILSON RONDO JR
Exame No   : 001/112017
Cadastro   : 21/06/2010
Emissão   : 02/07/2010

Ácidos Graxos de Cadeia Longa
Material: SORO / Método: Cromatografia de Gases

			Valores de Referência	
LAÚRICO (C12:0)	0,24	%	< 0,70%	
MIRÍSTICO (C14:0)	2,02	%	0,33 - 1,27%	
PALMÍTICO (C16:0)	26,20	%	21,2 - 28,5%	
PALMITOLÉICO (C16:1)	1,31	%	0,90 - 2,30%	
ESTEÁRICO (C18:0)	8,47	%	8,20 - 12,9%	
OLÉICO (C18:1)	19,70	%	19,1 - 26,3%	
LINOLÉICO (C18:2)	28,70	%	17,9 - 32,1%	
LINOLÊNICO (C18:3)	0,37	%	0,05 - 0,47%	
				NOTA:
EICOSATRIENÓICO - DGLA (C20:3)	1,61	%	1,40 - 2,80%	> 3% do total ac.graxos
ARAQUIDÔNICO - AA (C20:4)	8,82	%	5,40 - 9,80%	< 9% do total ac.graxos
EICOSAPENTANÓICO - EPA (C20:5)	0,22	%	0,25 - 1,00%	> 4% do total ac.graxos
DOCOSAPENTANNÓICO (C22:5)	0,24	%	< 1,00%	
DOCOSAHEXANÓICO (C22:6)	2,05	%	0,75 - 5,10%	
COEFICIENTE AA/DGLA	5,47		menor que 3	
COEFICIENTE AA/EPA	40,09		Risco aumentado de doença crônica - 15 ou mais	
			Evoluindo para doença crônica - 10	
			Valores de saúde - 3	
			Ideal - 1,5	

NOTA: O coeficiente (AA/EPA) é a mensuração do potencial pró-inflamação celular.
Quanto mais alta a relação (AA/EPA), maior a intensidade de inflamação silenciosa nos orgãos,
o que indica evolução no sentido do desenvolvimento de algum tipo de doença crônica.

Referência Bibliográfica AA/EPA

- Pharmacotherapy. 2007 May;27(5):633-8. Pharmacotherapy. 2007 May;27(5):633-8.
- Simopoulos AP. Biomed Pharmacother. 2006 Nov;60(9):502-7. Epub 2006 Aug 28.
- Harris WS, Poston WC, Haddock CK. Atherosclerosis. 2007 Jul;193(1):1-10. Epub 2007 May 15.
- Sorgi PJ, Hallowell EM, Hutchins HL, and Sears B. Nutrition Journal 6 (2007): 16

Assinado Eletronicamente por
Dra. Virginia B. C. Junqueira
CRF-SP 5.109

Responsável pela Liberação
Marcos Cesar Carvalho
CRBio 26.675/01-D

Rua Borges Lagoa, 1231, conj.72 - Vila Clementino - 04038-033 - São Paulo - SP
Telefone: (11) 5549-2289 / 5574-8698 - Fax: (11) 5084-8531
www.vitaelab.com.br - e-mail: sac@vitaelab.com.br

Inflamação silenciosa e doenças

Todos os tipos de inflamação são controlados por eicosanoides que podem ser manipulados por dieta. Um dos sinais mais comuns de desequilíbrio é o aumento de gordura corpórea, embora pessoas aparentemente magras possam também sofrer desse mal. Caso a inflamação silenciosa progrida pela corrente sanguínea, há a possibilidade de sinais mais evidentes se manifestarem, como a ocorrência de diabetes tipo 2, doenças cardíacas, câncer, distúrbios neurológicos e imunológicos.

OBESIDADE

Estudos divulgados na conferência da Harvard Medical School realizada em março de 2007 sugerem haver fortes evidências de que a inflamação precede a obesidade. Segundo um dos palestrantes, Eric Rimm, professor de Epidemiologia e Nutrição daquela instituição, nós não temos uma epidemia de obesidade, mas uma epidemia inflamatória.

ATEROSCLEROSE

As evidências científicas comprovam que se passou gradativamente de um modelo de doença crônica degenerativa, e exclusiva de pacientes de idade avançada, para um modelo de doença inflamatória crônica subclínica, possivelmente presente desde a infância, com comprometimento extenso dos vasos ou complicação aterotrombótica e suas ramificações clínicas: cardiovascular, cerebrovascular, renovascular e doença arterial periférica. A inflamação subclínica está presente na origem de enfermidades como diabetes, doença de Crohn, obesidade, mal de Alzheimer e tantas outras.

CÂNCER

Já há consenso sobre o fato de que a inflamação aumenta a vascularização em área próxima ao tumor, oferecendo a ele maior aporte de aminoácidos e nutrientes, o que parece contribuir para a manutenção e a propagação da doença. Desse modo, sugere-se o controle do processo inflamatório para que o tumor não se desenvolva.

Doenças reumatoides

Nesses casos, os processos inflamatórios causados pela degradação dos subprodutos do ácido araquidônico (prostaglandinas) causam lesão nos tecidos. A interação entre as prostaglandinas e os eicosanoides são de fundamental importância para se determinar a reação inflamatória e sua propagação.

Desde 1976 sabe-se que a ação das prostaglandinas está associada aos processos inflamatórios ligados a estímulos imunológicos. Esse mesmo fato ocorre em casos de artrite reumatoide, esclerose múltipla, artrite lúpica, colite etc.

Ômega 3: o guardião da saúde

Gordura que faz a diferença

Mais de 2 mil estudos apontam a grande variedade de problemas de saúde associados à deficiência de ômega 3. A alimentação moderna, especialmente a norte-americana, é praticamente desprovida de ômega 3, exceto pela inclusão de certos tipos de peixes. Os pesquisadores acreditam que cerca de 60% dos norte-americanos são deficientes em ômega 3, e cerca de 20% apresentam quantidades tão insignificantes que não podem ser detectadas no sangue.

Mais de 60% da estrutura do cérebro humano é constituída de gordura. Não de qualquer gordura, mas de uma combinação de certos tipos, como o importante ômega 3, que, infelizmente, não consumimos como deveríamos. Pior que isso: ingerimos gorduras trans em excesso e óleos vegetais com alta concentração de ômega 6. É fatal: essas gorduras interferem na correta utilização do ômega 3, consumido em pouquíssima quantidade.

Precisamos nos conscientizar da importância das boas gorduras e acabar com a mania de reduzir ao máximo todos os tipos de alimentos gordurosos. Até porque não é apenas o cérebro que se utiliza da gordura saudável.

Sinais de desequilíbrio de ácidos graxos

Nem sempre é fácil suspeitar de um desequilíbrio entre ômega 3 e ômega 6 numa consulta clínica. Primeiro, porque os sintomas podem ser variados e remeter a outros possíveis problemas. Depois, porque a maioria dos médicos ainda não dedicam a devida atenção ao assunto. Diante de alguns dos sintomas relacionados a seguir, faça um exame de consciência: sua alimentação é rica em ômega 6? Se for, peça ao seu médico um exame para comprovar até que ponto o equilíbrio desses ácidos graxos está ou não comprometido. Feito isso, adote mudanças em seu benefício.

Sintomas:

- pele, olhos e cabelos secos;
- rachaduras de pele;
- pele do rosto pálida;
- olheiras;
- transpiração excessiva;
- unhas quebradiças;
- sede em excesso;
- dificuldade de cicatrização;
- imunidade baixa;
- infecções frequentes;
- alergias;
- micção frequente;
- distúrbio de atenção;
- irritabilidade;
- cansaço;
- dificuldades de aprendizado;
- hiperatividade.

Ácidos graxos e cérebro

Imagine o cérebro produzindo receptores de serotonina e dopamina, envolvidos no distúrbio do *deficit* de atenção (DDA) e em doenças como depressão e variações de humor. Esses receptores são compostos do ômega 3 chamado ácido docosa-hexaenoico (DHA). Caso haja deficiência de DHA no sangue, moléculas gordurosas o substituirão, resultando na deformação e no baixo desempenho dos receptores de dopamina. A repetição desse processo dia após dia, ano após ano, acaba por favorecer a ocorrência de depressão e baixa capacidade de concentração. O problema é mais grave em crianças, pois seus cérebros ainda estão em formação.

Agora, imagine uma criança aprendendo matemática. O ato de aprender requer do cérebro a formação de novos acessos neurais. Para que esse processo seja realizado, necessita-se do DHA, especialmente para as sinapses neurais delicadas, compostas exclusivamente por esse ácido. As crianças, atualmente, não consomem ômega 3 como deveriam. Em consequência, o cérebro utiliza gorduras inapropriadas do organismo para fazer a ligação neural, que, assim, se realiza de forma lenta e inadequada. Portanto, a criança acaba por apresentar problemas de aprendizagem, de memória e de comportamento.

O ômega 3 é indispensável para a integridade mental e para o combate às doenças do humor. Corrigir a conexão cérebro-nervos é fácil, basta fazer ajustes na escolha de sua alimentação. Dê preferência a óleos e proteínas que contenham gordura insaturada. Os resultados serão bastante expressivos.

Um estudo sobre a habilidade de aprendizado analisou um grupo de ratos com deficiência de ômega 3 e outro nutrido de maneira adequada. Inicialmente, ambos apresentavam números similares de vesículas sinápticas. Após um mês em programa de longo aprendizado, constatou-se que os ratos cuja alimentação era correta, enriquecida com ômega 3, apresentavam maior número de vesículas em suas terminações nervosas e, por isso, tiveram melhor desempenho nos testes. Esse estudo supõe que há uma conexão direta entre a quantidade de ácido graxo ômega 3 presente na alimentação, o número de vesículas sinápticas dos neurônios e a habilidade de aprendizado.

Acredito que em alguns anos a população compreenderá melhor esse problema e suas consequências. A tomada de consciência deverá mudar significativamente o modo como os alimentos são formulados e comercializados. Os primeiros passos nessa direção já podem ser observados: órgãos controladores da saúde estão determinando novas regras aos fabricantes, obrigando-os a divulgar a quantidade de gordura trans presente no alimento que produzem e comercializam. Além disso, diversas empresas já enriquecem seus produtos com ômega 3, ou DHA.

Benefícios do ômega 3

- A comparação entre indivíduos que não consomem peixe e aqueles que consomem uma vez por semana mostrou uma redução de 50% no risco primário de parada cardíaca (uma refeição à base de peixe por semana equivale a 55 g de ômega 3 por mês).
- Um aumento de 5% de ômega 3 na dieta foi associado com 70% de redução de risco de parada cardíaca primária. Níveis ótimos de ômega 3 podem ser mantidos pelo consumo de peixes e pela suplementação com cápsulas desse importante ácido graxo.
- Um acréscimo na concentração de EPA e DHA aumenta a permeabilidade das membranas celulares, facilitando o recebimento de nutrientes e a eliminação de toxinas.
- O ômega 3 age de forma benéfica na área cardíaca por melhorar a concentração de lípides no sangue, diminuir os triglicérides e promover maior fluidez sanguínea.

Em busca do equilíbrio

Os ácidos graxos ômega 3 e 6 precisam estar em equilíbrio no organismo para que sejam aproveitados. O que mudou tão drasticamente a proporção entre essas gorduras foi a adoção, pelo mundo moderno, do alto consumo de óleos poli-insaturados, produtos refinados e carne de gado, peixe e frango criados com ração. Animais que se desenvolvem em áreas confinadas são alimentados com rações ricas em grãos, como a soja, os quais apresentam alto teor de ômega 6. A carne e os produtos derivados desses animais chegam a apresentar cinco vezes mais ômega 6 do que ômega 3!

A relação ideal entre esses ácidos graxos é de 1:1. Com a evolução do homem, das condições ambientais e das formas de criação de animais voltada à alimentação do ser humano, houve grandes progressos na produção em geral. Em contrapartida, esses progressos trouxeram uma desvantagem agregada. Enquanto no passado a relação entre ômega 3 e ômega 6 na alimentação humana era de 1:1, ou ainda de 1:2, atualmente chega a ser de 1:25 a 1:50. Trata-se de uma predominância assustadora do ômega 6, que compromete a saúde como um todo. Atualmente, a relação aceitável entre ômega 3 e ômega 6 é de 1:2 ou 1:3. Quanto menor, melhor.

> *Quanto maior a diferença entre ômega 3 e ômega 6 no organismo, maiores os riscos de câncer, alergias, depressão, complicações cardíacas e doenças autoimunes. O desequilíbrio entre esses ácidos graxos pode levar a inúmeros problemas de saúde.*

Melhorar a relação entre os ômegas 3 e 6 no organismo exige que se evitem carne e produtos derivados de animais criados em cativeiro. Nós somos o que comemos, daí a importância de consumir carne de gado criado a pasto, com baixos índices de ômega 6. O correto seria também consumir aves criadas soltas, o que dificilmente se encontra hoje em dia.

Uso de suplementos

Todo ômega 3 e 6 de que precisamos poderia vir da alimentação se a dieta fosse bem balanceada. Não haveria necessidade de suplementação. Mas, como a dieta deixa a desejar, é provável que você apresente desequilíbrio entre esses ácidos graxos. Aconselho a adotar de imediato o hábito de diminuir drasticamente o consumo de ômega 6 e aumentar o de ômega 3. De acordo com estudo realizado em agosto de 2001 na Universidade de Iowa, Estados Unidos, o gado criado a pasto tem mais ômega 3 que os peixes de cativeiro. Lembre-se disso.

Aconselho verificar as concentrações desses ômegas no sangue, com o objetivo de fazer uma suplementação, se necessário. A dosagem básica é de 180 mg de EPA e 120 mg de DHA. Você deve tomar aproximadamente 1 cápsula de óleo de peixe para cada 10 kg de seu peso, sendo a quantidade de cápsulas dividida em 2 ou 3 doses diárias. Caso o gosto lhe seja desagradável, experimente tomar as cápsulas com o estômago cheio. Aconselho ainda a complementar o tratamento com 1 cápsula de vitamina E400iu por dia, para evitar a oxidação das gorduras.

> *Consumir carne de gado criado a pasto é um dos melhores modos de melhorar a relação entre ômega 3 e ômega 6. Como o gado se alimenta de folhas verdes, em vez de grãos embutidos nas silagens, sua carne é riquíssima em ômega 3.*

Evite óleos de milho, soja, girassol, canola ou produtos que os contenham, bem como óleos hidrogenados ou parcialmente hidrogenados e margarina. Essas gorduras são riquíssimas em ômega 6, exatamente a que precisamos diminuir para conquistar o equilíbrio com o ômega 3, tão pouco presente em nossa alimentação. Gorduras aceitáveis são as contidas no óleo de oliva extravirgem, no óleo de coco, na manteiga orgânica e na carne de gado criado a pasto.

O ÓLEO DE PEIXE IDEAL

Vários critérios devem ser considerados a fim de se estabelecer um padrão de referência para óleos de peixe. A concentração adequada de ácidos graxos EPA/DHA é um deles. O óleo de peixe de qualidade deve apresentar concentração acima de 60% de EPA e DHA, o que garante sua pureza mínima necessária.

A concentração de EPA e DHA costuma ser indicada nos rótulos dos produtos. Mesmo assim, os valores mencionados pode não corresponder à realidade. Isso significa que você precisará confiar na integridade da marca do produto que está comprando, o que muitas vezes é um risco.

Infelizmente, nem todos os critérios estabelecidos costumam ser indicados nos rótulos. Veja quais são e como devem ser indicados os índices de qualidade do produto:

Presença de BPC .... menos de 30 ppb (partes por bilhão)
Presença de dioxinas .... menos de 1ppt (parte por trilhão)
Índice de oxidação total (totox) .... menos de 20 mEq/kg (miliequivalentes por quilograma)

Critérios importantes

Com a finalidade de tornar possível o aproveitamento dos benefícios de uma correta concentração de EPA/DHA, e a consequente redução das inflamações silenciosas, a fabricação do óleo de peixe precisa obedecer aos seguintes critérios:

- O óleo de peixe natural contém somente entre 5 e 20% de ácidos graxos, uma combinação de EPA e DHA. A maioria do EPA e do DHA encontrados no óleo de peixe provém primariamente de gorduras saturadas. Além disso, é interessante saber que os peixes não produzem óleo de peixe: eles apenas acumulam algas que produzem tais ácidos. Assim, o óleo de peixe natural ainda apresenta alguns ácidos graxos monoinsaturados produzidos por algas e que causam desconforto ao trato gastrointestinal. O corpo não tem facilidade para digerir esses ácidos. Portanto, ao removê-los do óleo de peixe, torna-se possível prevenir distúrbios gastrointestinais sem que se sacrifique qualquer benefício desse produto para a saúde.

- Óleo de peixe natural (não refinado) deve ser considerado uma "lixeira do mar". Tudo que é solúvel em gordura, como bifenilas policloradas (BPCs), dioxinas e compostos de mercúrio orgânico, será encontrado em óleo de peixe natural. A remoção dessas substâncias requer um processo químico extensivo, pois são necessários cem galões de óleo de peixe natural para se produzir apenas um galão de concentrado de EPA/DHA. Se os níveis de BPCs não forem indicados no rótulo, isso possivelmente assinala que a quantidade desses compostos químicos apresenta-se acima do desejável. Aqui vai uma dica: verifique sempre se o produto indica concentração de BPCs menor do que o limite mínimo de detecção (30 ppb). Caso contrário, ao se adotar um produto desse tipo, seu corpo e seu cérebro, infelizmente, irão detectar os BPCs.

- O nível de oxidação total (totox) do óleo de peixe, incluindo peróxidos, cetonas e aldeídos, é especialmente importante. Aldeídos e cetonas (ambos degradam produtos de peróxidos) podem causar danos ao DNA. Você pode não sentir o cheiro de peróxido, mas aldeídos e cetonas são os compostos que dão ao produto sabor de peixe forte. Se um produto de óleo de peixe cheira a peixe, então, é bem provável que venha a prejudicar seu DNA. Dentro do possível, procure usar óleo de peixe ultrarrefinado, pois este contém mais concentração de EPA/DHA.

ÔMEGA 3 DE CADEIA LONGA E ÓLEO DE LINHAÇA

Somente o óleo de peixe é constituído por ômega 3 de cadeia longa, o que garante os benefícios desejados. O ômega 3 de cadeia curta se origina de óleo de linhaça (*flax seed oil*) e outras sementes; porém, mesmo tendo potencial para formar ômega 3 de cadeia longa, apresenta algumas dificuldades. Uma delas é o fato de o processo biossintético de produção ser altamente ineficiente. Em outras palavras: é necessária grande quantidade de ácidos graxos de cadeia curta para se conseguir ácidos graxos de cadeia longa. Na verdade, é preciso consumir cerca de 20 g de óleo de linhaça para fazer 1 g de EPA e 0,1 g de DHA. Portanto, não se trata de um bom retorno para o seu investimento.

O óleo de linhaça contém fibras solúveis e insolúveis e lignina, uma substância que combate o câncer. A linhaça natural não deve ser consumida em quantidades maiores do que 3 ou 4 colheres de sopa ao dia, pois contém cianogênio, que, após algumas transformações químicas no organismo, pode aumentar a concentração de iodo, com risco de causar desequilíbrio na tireoide. Mas o óleo de linhaça não contém cianogênio e, desse modo, não há nenhuma restrição ao seu consumo. Há estudos recentes, ainda pouco conclusivos, de que essa substância esteja relacionada ao câncer de próstata. Portanto, pense nisso também.

Qualidade em teste

Como saber o grau de pureza do óleo que você está usando.

- Teste do palito: coloque o conteúdo de 2 a 3 cápsulas de ômega 3 em um copo ou recipiente pequeno e deixe-o no *freezer* por 5 horas. Retire o recipiente do *freezer* e espete um palito no óleo. Se penetrar facilmente, significa que o óleo é puro. Caso o óleo congelado fique sólido, provavelmente é do tipo que se liga a todos os produtos tóxicos indesejáveis do mar. Os especialistas chamam esse óleo de "lixeira do mar".

- Cheirar e provar: os seres humanos têm desenvolvido uma grande sensibilidade para gostos e cheiros que indiquem ingestão perigosa de alimentos. Com o óleo de peixe não é diferente. Um gosto acentuado de peixe é forte indício de processo oxidativo no produto. Esse sabor intenso vem da degradação oxidativa dos produtos de EPA e DHA conhecidos como aldeídos. Os aldeídos podem se ligar de forma covalente ao DNA, eventualmente causando lesão a esse ácido.

Bandidos e mocinhos

Nessa história toda, o ômega 6 não é o vilão. Esse papel é reservado aos modernos hábitos alimentares. O ômega 6 é um ácido graxo tão necessário para o organismo quanto o ômega 3. Mas ambos precisam estar em equilíbrio para desempenhar suas funções corretamente.

O ácido linoleico conjugado (ALC), da família dos ômega 6, também aparece na carne vermelha. A quantidade de estudos científicos sobre o ALC tem crescido de forma expressiva. Estudos com animais e testes clínicos indicam a possibilidade de o ALC ser útil na melhora da saúde humana em diversas áreas. Por seu promissor "poder de fogo", esse ácido graxo ganha muitos adeptos, especialmente entre as pessoas que cultivam a boa forma física, pois:

- previne o aumento de células gordurosas;
- estimula o crescimento muscular;
- aumenta a imunidade e reduz processos inflamatórios;
- diminui o colesterol e os triglicérides (mesmo pacientes com problemas de tireoide costumam responder bem ao ALC);
- reduz a resistência à insulina, diminuindo as chances de desenvolvimento do diabetes;
- um estudo realizado na Universidade de Purdue, nos Estados Unidos, avaliou 22 voluntários insulinorresistentes que usaram suplementos de ALC. O resultado final mostrou que 68% deles melhoraram seus níveis de insulina no período de oito semanas;
- diminui a gordura abdominal (distúrbios das glândulas adrenais e hormonais são comuns em pacientes com tireoide alterada, o que facilita rápido acúmulo de gordura abdominal);
- melhora a queima de gorduras e redistribui os tecidos do corpo;
- aumenta a taxa metabólica, o que ajuda a emagrecer e é superimportante para pacientes com problemas de tireoide;

- segundo pesquisas, indivíduos que não usaram ALC após tratamento para emagrecer recuperaram o peso nas formas normais esperadas, ou seja 75% de gordura e 25% de músculo. No grupo que consumiu ALC a redistribuição foi de 50:50, resultado que praticamente se iguala aos benefícios conquistados com dieta e exercícios;
- diminui reações alérgicas alimentares;
- melhora as funções imunológicas.

Ao natural é melhor

Muitas pessoas estão correndo atrás de cápsulas de ALC para usufruir de seus benefícios, porém, esses produtos são caros. É necessário que se originem em fonte natural, e não sintética. O mais sensato, portanto, seria buscá-lo na alimentação. Os índices mais expressivos desse ácido graxo estão no leite integral, na manteiga e, principalmente, na carne vermelha. A propósito, a creatina, usada para o ganho de massa muscular e liberada pela Anvisa no Brasil, é derivada da carne vermelha.

A carne de gado criado a pasto é uma das únicas fontes alimentares com concentração significativa de ALC. O leite de vacas criadas dessa forma apresenta 500% de ALC a mais que o de vacas confinadas e alimentadas com silagem.

Lembre-se sempre de que os níveis de ALC devem ser mantidos em relação de equilíbrio com os de ômega 3, no qual a carne vermelha é rica. Um exame de sangue pode tranquilizar você sobre esses índices. A relação ideal é de 1:1.

É importante entender que o animal que se alimenta de pastagem deixa de produzir ALC caso seja alimentado com grãos. Portanto, para contar com as qualidades do ALC, a ordem é consumir carne de gado criado a pasto.

Carne vermelha

Uma nova realidade

Com o avanço da tecnologia, os novos cuidados de criação e abate e a séria fiscalização da qualidade do produto, podemos afirmar que a carne vermelha, hoje, é um dos melhores alimentos para frequentar sua mesa. Isso vale desde que a carne venha de animais criados em liberdade no campo, alimentados com pasto, onde o ômega 3 é encontrado em abundância. Essa carne é também mais magra que a de animais criados em confinamento e alimentados com ração.

Para a maioria das pessoas – inclusive médicos e nutrólogos –, o conceito sobre esse alimento não é nada promissor. Em parte, tal noção se deve à maneira como se tratava o gado, sem os recursos de hoje, os quais garantem que carnes de qualidade cheguem ao mercado. Mas também se deve à crença de que a ingestão de carne vermelha é prejudicial ao sistema cardiovascular e à saúde em geral. Qualquer que fosse a queixa do paciente, lá vinha a recomendação: "prefira carne branca, consuma carne vermelha com moderação". Isso ainda é comum, não se iluda. Mas a verdade é bem diferente.

Quando me interessei pelo assunto, levado por estudos e pesquisas atuais que mostram uma nova realidade, resolvi aprofundar meus conhecimentos e entendi que, sem a carne vermelha na dieta, só temos a perder. É claro que há exceções, como em casos de câncer de próstata e de excesso de ferro. Indivíduos cujo tipo metabólico seja adverso à ingestão de carne também devem consumi-la com moderação.

É sábio entrar em sintonia com aquilo que a ciência nos prova ser saudável e, assim, usufruir o que de melhor nos oferecem os alimentos atuais.

A carne vermelha é uma das mais balanceadas fontes de proteínas, amino-ácidos, vitaminas e minerais que se pode encontrar.

É rica em ácido fólico, essencial para a integridade celular, bem como em ferro e zinco, nutrientes que costumam ser deficientes em crianças viciadas em *junk food*. Contém ainda gordura monoinsaturada – o tipo que é bom para o colesterol e para a saúde cardíaca, ao contrário do que se diz por aí.

Seu principal componente é o ômega 3, ácido graxo importantíssimo para a saúde, inclusive para reduzir os efeitos negativos da dieta atual, bastante rica em ômega 6. Ambos os tipos de ácidos graxos são necessários ao organismo, mas devem estar em equilíbrio para que possamos aproveitá-los. Os grandes progressos da produção trouxeram um retrocesso agregado. Enquanto no passado a relação entre ômega 3 e ômega 6 na alimentação humana era de 1:1, ou ainda de 1:2, atualmente chega a ser de 1:25 a 1:50, o que compromete a saúde de forma geral. O que mudou tão drasticamente a proporção entre eles foi a adoção pelo mundo moderno de alto consumo de óleos poli-insaturados, produtos refinados, carne de gado, peixe e frango criados com ração.

A melhor opção é sempre consumir carne de gado criado a pasto, riquíssima em ômega 3, ao contrário da carne de animais criados em confinamento e alimentados com ração, com alto teor de ômega 6.

Animais criados em áreas confinadas são alimentados com rações ricas em grãos, como a soja. E grãos apresentam alto teor de ômega 6. A carne e os produtos derivados desses animais chegam a apresentar cinco vezes mais ômega 6 do que ômega 3!

Nós somos o que comemos, daí a importância de consumir carne de gado criado a pasto, com baixos índices de ômega 6, ácido graxo que a maioria de nós já contém em excesso pelo tipo de alimentação adotado no mundo atual, farta em grãos. O correto seria também consumir aves criadas soltas, o que dificilmente se encontra hoje em dia. Sorte nossa que o Brasil, pela extensão de seu território, possa se dar ao luxo de ter cerca de 80% de seu rebanho criado a pasto.

Perigos da carne de gado confinado

Animais criados dessa forma recebem o uso preventivo de antibióticos, ou seja, os medicamentos são dados ao gado antes mesmo que adoeça. Isso é feito para não perderem velocidade de crescimento. Nos Estados Unidos, onde o uso de hormônio é permitido, a situação é ainda pior, já que o estrogênio, usado para estimular o crescimento e o desenvolvimento dos animais, agride o meio ambiente, trazendo desdobramentos preocupantes. Alguns cientistas acreditam ser essa a razão da diminuição na produção de espermatozoides e da maturação precoce de meninas.

Estudos recentes mostram que o uso de hormônio sintético do crescimento em animais de confinamento vem afetando outros animais. O hormônio, eliminado com os dejetos, é absorvido pelos lençóis freáticos, comprometendo a água e causando alterações sexuais em peixes de lagos, rios e riachos da região próxima.

Outra questão importante sobre a saúde de animais criados em confinamento é o emprego de uma alimentação rica em milho e associada aos antibióticos. Combinados, esses fatores causam uma mudança seletiva na microflora intestinal, abrindo espaço para o surgimento de bactérias resistentes a certos antibióticos, que acabam não mais funcionando quando necessários.

Ao consumir esse tipo de carne, herdamos o mesmo ecossistema microbial dos animais. Em outras palavras, o que ocorre com eles acontece conosco. E isso é preocupante. Há hoje bactérias, como a *Escherichia coli* 0157, uma cepa relativamente nova (isolada pela primeira vez em 1980), que já se tornaram comuns em animais de confinamento. A ingestão de mais de dez cepas assim "reforçadas" pode causar aos humanos infecção letal.

Muitos dos micróbios resistentes ao trato gastrointestinal do gado, que tem pH neutro, chegam a nós quando consumimos carne, mas acabam destruídos pelo pH ácido do nosso trato digestivo. Ocorre que, atualmente, nos animais de confinamento, já se constata um pH com acidez próxima à dos humanos, induzida pela mudança na alimentação dos animais. Isso favorece a adaptação das cepas de *E. coli*, que têm sobrevivido à nossa acidez estomacal e, assim, podem levar à morte.

Outro entrave à qualidade da carne de gado confinado é a utilização excessiva de milho na alimentação dos animais. As plantações de monocultura recebem grande quantidade de herbicidas que, indiretamente, acabam chegando até nós pelo consumo da carne.

Ainda não é possível ter absoluta certeza de que a carne do mercado em geral é proveniente de animais criados a pasto. Por isso, aconselho a procurar os comerciantes mais conhecidos pela qualidade dos produtos que oferecem e fugir daqueles que podem estar comercializando peças de gado criado em confinamento, o qual normalmente é alimentado com grãos e tratado com antibióticos, hormônios e conservantes.

Carne vermelha e doenças

Frequentemente vegetarianos de todos os tipos tentam desestimular indivíduos que consomem proteína animal. Alegam que a alimentação vegetariana oferece proteção contra certas doenças crônicas. Isso não se sustenta diante dos fatos. Todas as doenças mencionadas – osteoporose, câncer, doenças renais e cardíacas – ganharam fôlego no século XX, enquanto nossos ancestrais já consumiam carne e gordura animal há centenas, milhares de anos.

Pesquisas comprovam que diversos povos nativos pelo mundo (inuítes massais etc.), cuja dieta tradicional era e é muito rica em proteína animal, praticamente não sofrem com doenças cardíacas, osteoporose, doenças renais e câncer.

O dr. George Mann, através de estudos independentes sobre os massais confirmou o fato de que esse povo, apesar de ser quase exclusivamente carnívoro, nunca teve doença cardíaca ou outro comprometimento crônico de saúde. Isso prova que deve haver outros fatores, em paralelo aos alimentos de origem animal, que agem na causa de certas doenças.

Quando avaliados honestamente, estudos que apontam o consumo de carne vermelha como causa de várias doenças caem por terra, como veremos a seguir.

Osteoporose

Estudos sobre a relação entre ingestão de proteínas e perda óssea mostram claramente que o consumo de proteína da carne à venda nos mercados não causa nenhum impacto na densidade óssea. As pesquisas que supostamente provaram o contrário não foram realizadas com proteína, mas com pó fracionado de proteína e aminoácidos isolados. Não é a mesma coisa.

Ao contrário do que alguns tentam provar, pesquisas recentes mostram que o aumento do consumo de proteína animal contribui para homens e mulheres obterem ossos mais fortes (densidade maior). Mas estudos sobre os efeitos do vegetarianismo conseguem estabelecer relação de causa e efeito entre a osteoporose em mulheres e a dieta vegetariana. Pense nisso se você é vegetariana ou se pensa em tirar a carne da dieta.

Doenças renais

Apesar de se restringir a proteína de origem animal na dieta de indivíduos com doenças renais, não há prova de que o consumo de carne seja a causa do problema. Em alguns casos, no entanto, a carne não é indicada sob a alegação de que ela alteraria o pH sanguíneo, ajudando na produção de cálculos renais; porém, nada é conclusivo. Na realidade, há na carne elementos importantes para a manutenção do pH do sangue, já que ela contém proteínas completas e vitamina D. Sob outro aspecto, se a alimentação incluir suficiente quantidade de magnésio, vitamina B6 e pouco açúcar refinado, os riscos de desenvolver cálculo renal são pequenos, consumindo-se ou não carne vermelha. Comparados com outros alimentos, os de origem animal, como carne de boi, porco, peixe e cordeiro, são boas fontes de magnésio e vitamina B6.

Doenças cardíacas

A crença popular de que o consumo de proteína animal contribui para a geração de doenças cardíacas não tem fundamento na ciência nutricional. Há poucos estudos controlados, e as informações não são capazes de sustentar o argumento da necessidade de redução no consumo de carne para evitar doenças cardíacas. E há inúmeros fatos que apontam para outra direção. Os franceses, por exemplo, apresentam uma alta taxa *per capita* de consumo de carne e, ao mesmo tempo, baixas taxas de doenças no coração. Na Grécia, onde também é alto o consumo de carne, em comparação com a média de outros países, há baixa concentração de doenças cardíacas. Finalmente, na Espanha, um aumento no consumo de carne, paralelo à diminuição de açúcar e carboidratos refinados, levou à redução de doenças cardíacas.

Câncer

A crença de que o consumo de carne, em especial a vermelha, contribui para desenvolver câncer não encontra eco na realidade. Nada foi comprovado pela ciência. Há alguns estudos que mostram conexão entre o consumo de carne e alguns tipos de câncer, é verdade, mas precisamos olhar para eles com bastante atenção, observar que tipo de carne está em discussão, assim como o método de preparação usado. A começar pelo óbvio: como a maioria dos estudos são publicados em inglês, e como só há uma palavra para carne em inglês (*meat*), torna-se difícil saber a que tipo de carne o texto se refere, a menos que o autor do estudo especifique isso, o que raramente acontece.

O estudo que lançou a ideia de que *meat* causaria câncer é uma teoria proposta pelo dr. Ernest Wynder, em 1970. Wynder alegava que havia uma relação direta, uma conexão causal entre consumo de gordura animal e incidência de câncer de cólon. Se alguém examinar detalhadamente a pesquisa, entretanto, logo perceberá que ele se referia à carne processada, como embutidos, e não à carne natural, se é que posso chamá-la assim. Além disso, a gordura vegetal já era bastante usada na época, o que põe em dúvida os resultados de suas pesquisas.

> *O uso de aditivos químicos e de certos métodos de cozimento pode contribuir para que a carne torne-se cancerígena. Em outras palavras, é a adição de químicos à carne e o modo como é preparada que trazem problemas, e não a carne em si.*

Estudos apontam pouquíssima incidência de câncer entre pessoas que tradicionalmente consomem carne. Desse modo, supõe-se que outros fatores estão agindo para o desenvolvimento do câncer nessas pessoas. Ao pensar cientificamente, não podemos ser simplistas, ignorando outros possíveis fatores.

São comuns os estudos feitos com adventistas do sétimo dia, por exemplo – alguns deles adotam uma dieta sem carne, na tentativa de provar que a alimentação vegetariana é mais saudável e associada a baixo risco de câncer. São pesquisas louváveis, mas não devemos esquecer que essas pessoas também não bebem, não fumam nem tomam café ou chá, ou seja, evitam fatores com alto poder cancerígeno.

Pesquisas desenvolvidas com os adventistas mostraram ainda que, ao mesmo tempo em que apresentavam baixos índices de alguns tipos de câncer (mama e pulmão), eles tinham altas taxas de outros tipos dessa enfermidade (doença de Hodgkin, melanoma maligno, câncer de cérebro, de pele, de próstata, uterino, endometrial, cervical e ovariano), alguns com bastante significância. Na verdade, os autores admitem isso em seu estudo. O consumo de carne, entretanto, não estava associado com o alto índice de câncer. Além disso, nenhuma associação significativa foi observada entre câncer de mama e alta concentração de gordura animal ou produto animal em geral.

Os mórmons também são alvos de estudos sobre vegetarianismo. Apesar de sua igreja pedir moderação, eles não se abstêm da carne. Assim como os adventistas, os mórmons também evitam fumo, álcool e cafeína. Mesmo consumindo carne, um estudo sobre os mórmons de Utah mostrou que eles apresentam 22% a menos de incidência de câncer de forma geral e 34% a menos de mortalidade causada por câncer de cólon e câncer de mama do que a média da população americana.

Em Porto Rico, onde se consomem grandes quantidades de gordura de porco, estudos indicam haver baixos índices de câncer de cólon e de mama. Pesquisas similares podem e devem ser reavaliadas para confirmar que carne e gordura animal não estão relacionadas com câncer, como nos fazem crer. É óbvio que outros fatores estão agindo, e seria interessante e saudável descobrir quais são eles e como atuam.

Os carrascos da carne ainda guardam outra carta na manga: alegam que uma alimentação rica em alimentos folhosos, grãos integrais e legumes reduz o risco de câncer. Pesquisas do século passado já derrubaram essa crença, mostrando que a alimentação baseada em carboidratos é estimulante para o câncer!

A mídia da saúde e do vegetarianismo tem contribuído para a má fama da carne. O resultado é que muitas pessoas pensam que a carne não tem nada de saudável, especialmente a vermelha. Na verdade, alimentos frescos de origem animal, como *beef* e cordeiro, são excelentes fontes de uma variedade enorme de nutrientes, como as vitaminas A e D, o complexo B, ácidos graxos essenciais, magnésio, zinco, fósforo, potássio, ferro, taurina e selênio, que existem em abundância na carne de vaca, cordeiro e porco, e também em peixes, frutos do mar e aves. Fatores nutricionais, como a coenzima Q10, a carnitina e o ácido alfalipoico estão também presentes. Alguns desses nutrientes não são encontrados em vegetais, apenas em alimentos de origem animal.

CARNE VERMELHA: ALIMENTO ANDROGÊNICO

O consumo regular de carne vermelha, no mínimo três vezes por semana, é importante para manter altos os níveis de androgênio, hormônio esteroide que estimula o desenvolvimento dos caracteres masculinos secundários. Estudos têm mostrado que a redução no consumo de carne vermelha e de gorduras das carnes causa diminuição dos níveis de androgênio em homens. Em outro estudo, trinta homens saudáveis tiveram suas dietas alteradas, com redução de carne vermelha e da relação gordura poli-insaturada/gordura saturada. Após seis semanas, seus níveis de testosterona diminuíram 10% em média.

Vivemos uma paranoia contra a gordura e a proteína de origem animal. O quadro deveria ser diferente, pois precisamos desse tipo de gordura e proteína, essencial para o ser humano. Não somos capazes de produzi-la. Não é possível produzir proteína a partir de amido ou carboidratos. Muitas dessas proteínas são cruciais para todas as células.

Consumir carne de qualidade

Quando oriento as pessoas a comer carne de animais criados a pasto, quase sempre recebo a resposta de que deve custar muito caro. Essa carne pode custar um pouco mais em relação à de gado confinado, industrializado, mas vale a pena. Produtos de animais criados a pasto apresentam mais, e melhores, nutrientes necessários para combater doenças e manter a saúde. Não se esqueça: o barato costuma sair caro.

Pense cuidadosamente sobre o que você compra, cozinha e come. Prefira produtos frescos de alta qualidade e estará no caminho de comer bem, em todos os sentidos. A carne e a gordura são produtos daquilo que os animais comem; portanto, compre o melhor que você puder pagar. E, sempre que possível, cozinhe suas refeições e sirva-as imediatamente. Veja alguns benefícios da carne de gado criado a pasto e decida se vale a pena fazer economia.

1. Reduz em mais de 50% o risco de ataque cardíaco.

O ditado "você é o que você come" se aplica também aos animais. A quantidade de ômega 3 encontrada na carne de gado está diretamente relacionada à alimentação do animal. Pastagens verdes são ricas em ômega 3, enquanto grãos simplesmente não são. Com uma dieta rica em grãos e derivados, não é de admirar que cerca de 40% dos americanos deixem de ingerir quantidade suficiente dessa gordura saudável.

A carne proveniente de animais criados a pasto tem entre três e quatro vezes mais ômega 3 do que a de animais criados em confinamento. Ovos de aves criadas livremente têm cerca de dez vezes mais esse nutriente do que os de aves mantidas em confinamento. Preste atenção: quanto mais ômega 3 em sua alimentação e, portanto, no seu organismo, menores são as chances de você ter ataque cardíaco, câncer ou doença degenerativa cerebral. Estudo publicado no *Journal of the American Medical Association* mostrou que boas concentrações de ômega 3 podem reduzir o risco de ataque cardíaco em mais de 50%.

2. Diminui o risco de alergias, depressão e distúrbios imunológicos.

Mais importante que apresentar boas concentrações de ômega 3 é manter uma boa relação entre ômega 3 e ômega 6. Uma relação saudável é de 1:1. Mas poucas pessoas hoje em dia se nutrem de forma tão equilibrada. Muitos americanos têm ao menos dez vezes mais ômega 6 que ômega 3, e alguns, até vinte vezes mais. Quanto maior o desequilíbrio, maior é o risco de câncer, doenças cardíacas, alergias, depressão e doenças autoimunes.

A boa notícia é que um dos melhores modos de se conseguir esse equilíbrio é substituindo a carne de gado alimentado com ração pela carne de gado criado a pasto. Enquanto a carne de gado confinado contribui para o desequilíbrio, com uma relação de 1:14, a carne de gado a pasto tem uma ótima relação de 2:1. Isso ocorre porque as pastagens contêm mais que o dobro de ômega 3 em relação ao ômega 6, ao passo que grãos, como soja, podem ter cinco vezes ou mais ômega 6 do que ômega 3. E esse desequilíbrio se reflete no organismo.

3. Protege contra osteoporose, diabetes e esclerose múltipla.

A vitamina D é conhecida como a vitamina do sol, porque é a luz do sol que a produz em nosso corpo. Uma das principais razões para tantos americanos apresentarem deficiência desse importante nutriente é o fato de considerarem o sol um vilão, cuja luz pode matar. Assim, criou-se uma população pálida, com aspecto doente (porque é doente mesmo!).

Os animais não são diferentes. O gado e as aves devem crescer em ambiente externo cheio de luz solar para enriquecerem de vitamina D suas carnes e produtos derivados, como leite, queijo e ovos. Testes apontam que ovos de aves criadas dessa forma podem conter seis vezes ou mais vitamina D do que ovos típicos de supermercados. São produtos mais caros, mas contribuem para não deixar seu organismo deficiente de vitamina D e, portanto, vulnerável ao desenvolvimento de ossos fracos, câncer, diabetes e esclerose múltipla.

Mesmo que o gado e as aves sejam rotulados como orgânicos, não há garantia de que os animais tenham crescido em ambiente externo, com bastante luz solar. Procure consumir produtos de criações que vivem a céu aberto.

4. Reduz risco de doenças cardíacas e câncer.

A carne de animais criados a pasto é quatro vezes mais rica em vitamina E do que a de animais de confinamento. E ovos que provêm de galinhas criadas em liberdade, longe de rações, têm 30% mais vitamina E. Quanto mais vitamina E no seu organismo, menor o risco de você desenvolver doenças cardíacas e câncer.

5. Diminui risco de câncer de mama em até 60%.

A carne de gado criado a pasto é rica em gordura saudável chamada ácido linoleico conjugado (ALC), o qual ataca células cancerosas. Na verdade, comparando a carne de gado confinado com a carne de gado criado a pasto, estudos mostram que esta última oferece até cinco vezes mais ALC.

Um estudo de pesquisadores finlandeses mostra que níveis altos de ALC podem diminuir o risco de câncer de mama em até 60%.

Outro estudo comparou mulheres com câncer de mama em relação a um grupo saudável e mostrou que as mulheres com maiores índices de ALC no organismo tinham até 74% menos risco de desenvolver câncer de mama. Conclusão: uma forma importante de proteção contra o câncer é incluir na dieta carne e laticínios de animais criados a pasto, ricos em ALC. Mas como o ALC é um ômega 6, lembre-se de que precisa estar equilibrado com o ômega 3.

Em comparação com carnes e produtos derivados de animais criados em confinamento, os de gado criado a pasto apresentam melhores níveis de:

- ácido fólico e vitamina B12;
- vitamina A;
- luteína e zeaxantina;
- betacaroteno;
- minerais, como cálcio, magnésio e potássio.

Se você pensa que esses benefícios não valem a diferença de preços, certamente a alimentação à base de *junk* soja deve ter subido à sua cabeça!

Mercado em expansão

Em 2006, as vendas de carne de gado criado a pasto correspondiam a menos de 1% de toda a carne vendida nos Estados Unidos. No entanto, a cada ano esse mercado cresce. Para os consumidores mais conscientes, alimentos orgânicos são tudo de bom, já que estão livres dos efeitos lesivos de produtos químicos. Quem ainda não tem condições de se alimentar com carne de gado criado a pasto deixa de assimilar nutrientes importantes para evitar doenças e manter a saúde em alta. No Brasil, como se sabe, cerca de 80% do rebanho de gado é criado a pasto. Só resta esperar que nossos criadores se conscientizem sobre quanto isso é importante para a saúde de nosso povo e para a economia do país.

Colesterol e estatinas

UMA RELAÇÃO PERIGOSA

A chave da boa saúde cardíaca não está num vidro de estatina, remédio amplamente usado com a finalidade de baixar o nível de colesterol. Na verdade, a melhor coisa que você pode fazer para a saúde do seu coração é se desfazer de seus remédios. Se você precisa de uma razão para isso, faça a sua escolha entre os itens a seguir.

- Quanto menor seu índice de colesterol, maior a chance de risco de morte.
- O colesterol é vital para manter a energia, as funções cerebrais e a síntese orgânica de vitamina D, indispensável para a saúde cardíaca.
- Em 2004, o *National Cholesterol Education Program* recomendou que os indivíduos com risco de doença cardiovascular diminuíssem seus níveis de LDL (lipoproteína de baixa densidade) para algo entre 70 e 100 ml/dl. No ano seguinte, as vendas de estatinas subiram 46%, o que representou um crescimento de 22 bilhões de dólares no bolso das indústrias farmacêuticas. Sempre que um agente governamental, como a Food and Drug Administration (FDA), arbitrariamente abaixa o nível de recomendação do colesterol, desconfie: pode haver maracutaia.
- Uma revisão de estudos sobre o colesterol, publicada nos *Annals of Internal Medicine*, entendeu que a diminuição do colesterol de forma artificial, com o uso de drogas como estatinas, por exemplo, não traz nenhum benefício para a saúde nem diminui a mortalidade causada por problemas cardiovasculares. Na verdade, estudos após estudos vêm der-

rubando os alardeados benefícios das estatinas. Graças a Deus isso tem sido divulgado pela mídia; no entanto, isso não significa que os médicos deixaram de receitá-las.

Os números não mentem

Se o colesterol elevado realmente é o grande inimigo do coração, o número de pessoas com doenças cardíacas deveria estar diminuindo. No entanto, a realidade mostra que as doenças cardíacas são ainda as que causam mais óbitos nos Estados Unidos. No Brasil, elas levam cerca de 650 mil pessoas à morte por ano, ou seja, cerca de um terço de todas as mortes ocorrem por doenças cardíacas. A conclusão é clara: as drogas podem reduzir o colesterol, mas não estão reduzindo a ocorrência de doenças cardíacas.

As estatinas agem inibindo as enzimas usadas para produzir colesterol e, em consequência, prejudicam a ação da coenzima Q10 (CoQ10). A mesma enzima que produz colesterol também produz CoQ10, e não se pode diminuir aquela sem afetar esta. Há casos em que as estatinas podem diminuir a CoQ10 em mais de 40%. Cria-se, assim, um sério problema de saúde, pois a coenzima Q10 é essencial ao coração: entre outras coisas, previne a aterosclerose, regula o ritmo cardíaco e reduz a pressão arterial.

Sabe-se que as estatinas causam uma série de efeitos colaterais, mas ainda é pouco divulgado o fato de que a medicação indicada para baixar o nível de colesterol tem provocado doenças cardíacas.

No fim das contas, as estatinas só pioram as situações que já estão ruins. E, aí, aparecem os "gurus da saúde" dizendo que devemos ficar longe de certos tipos de alimentos – como a carne vermelha –, quando, na verdade, esses produtos teriam de ser indicados para garantir maior integridade do sistema cardiovascular. Anote aí: atualmente, a alimentação dita saudável para o coração só aumenta o risco de doenças cardíacas.

A melhor fonte de CoQ10, essencial para o coração, é a carne vermelha. Para estimular a saúde com algo que seja realmente benéfico para o coração, coma mais carne vermelha, desde que seja de gado criado a pasto, naturalmente. É uma carne com menos hormônios e antibióticos, com dez vezes mais CoQ10 que a de gado confinado, criado com ração. Também é rica em ômega 3, que deve ser mantido em relação equilibrada com o ômega 6.

Aves e peixes

Criação industrial

Diversas pesquisas em diferentes países apontam evidências de que a criação industrial de frango, assim como a de porco e de gado, tem produzido algo mais: bactérias que a medicina está perdendo a habilidade de combater.

Drogas antimicrobianas, incluindo antibióticos como penicilina, ciprofloxacina e meticilina, matam bactérias patogênicas quando usadas na medida certa. Mas podem aumentar o poder de defesa desses micro-organismos, sobretudo quando administradas em dosagens insuficientes, abaixo das necessidades terapêuticas. Cientistas estimam que, nos Estados Unidos, todos os antimicrobianos são usados em quantidades entre 50 e 80% menores que as necessárias. Essa atitude dos fazendeiros responsáveis – ou irresponsáveis! – promove a criação e o desenvolvimento de perigosos reservatórios genéticos de bactérias resistentes. Com frequência, a resistência a antibióticos, por exemplo, leva ao surgimento de cepas mais fortes, como é o caso do *Campilobacter*, um patógeno encontrado comumente em produtos derivados de frango.

> *A finalidade dos aditivos nas rações para frangos é promover o crescimento dos animais, eliminar seus parasitas e melhorar a cor da carne. Tudo muito bem, se não causassem problemas como câncer de vesícula, pulmão, rins e pele, além de diabetes e paralisias parciais.*

Anualmente, o *Campilobacter* é responsável pela contaminação alimentar de mais de 1 milhão de americanos e tornou-se uma preocupação para as instituições da saúde. De acordo com estudos realizados na universidade Johns Hopkins, galinhas criadas sem o uso de antibiótico são menos resistentes a essa bactéria. Então, a questão é: dar ou não dar antibióticos? Estamos entre a cruz e a caldeirinha, como se diz.

O problema não são apenas os antibióticos. Não, se pode esquecer a grande contaminação das rações por pesticidas, que acabam impregnando a gordura, a carne e os produtos derivados desses animais. Isso atinge também a nós, humanos, quando nos alimentamos de produtos derivados de animais criados com ração. Rações são ricas em ômega 6 e pobres em ômega 3, um desequilíbrio que compromete a saúde.

Deve-se considerar ainda que as aves são criadas sem luz natural e em ambientes fechados. Resultado: sua carne oferece baixas concentrações de vitamina D, já que esses animais praticamente não tomam sol. Para quem consome regularmente carne de aves criadas desse modo, sugiro suplementar a alimentação com drágeas ou cápsulas dessa vitamina.

O estresse que essas aves sofrem pelo modo como são criadas, presas em cubículos onde mal podem se mexer, facilita o aparecimento de doenças. Atualmente, 83% das aves de criadouros americanos apresentam resultados positivos para testes que detectam a presença de *Campilobacter* ou *Salmonella*. Segundo o jornal *Consumer Reports*, entre 2007 e 2010 a presença desses patogênicos aumentou 49%.

Outro ponto negativo é o uso de aditivos na ração, como o Roxarsone, de uso mais comum, à base de arsênico. Cerca de 70% das aves produzidas nos Estados Unidos são alimentadas com esse aditivo.

Ovos e colesterol

Há cerca de 100 anos, o pesquisador russo Nikolai Anistschkov alimentou coelhos com colesterol. Quando os animais desenvolveram doença aterosclerótica vascular, considerou-se provado que o colesterol causava aterosclerose.

Apesar de algumas contestações, tal crença persistiu. Até que há aproximadamente cinquenta anos outro pesquisador duplicou o estudo de Anistschkov. Ele também alimentou ratos com colesterol mas, ao contrário de seu precursor, teve o cuidado de não deixar o alimento exposto ao ar nos comedouros. O ar acelera a oxidação do colesterol. Resultado: os ratos não desenvolveram aterosclerose e mantiveram as artérias limpas. Esse estudo mostra que o colesterol oxidado, e não o colesterol em si, pode causar aterosclerose nos coelhos. Entretanto, não há interesse em divulgar o fato.

Ao contrário do que ainda se diz, a gordura dos ovos pertence ao tipo que previne ataques cardíacos, coágulos sanguíneos e derrame. Considera-se o ovo a melhor fonte de luteína e zeaxantina, nutrientes essenciais para a saúde dos olhos. Muitos estudos mostram que o consumo de um ovo por dia pode ajudar a prevenir a degeneração macular e diminuir o risco de desenvolver catarata. É também uma boa fonte de colina, que protege o sistema cardiovascular.

Se você gosta de ovo, nada de comer só a clara! Delicie-se com o ovo inteiro, pois é um dos mais consistentes alimentos à nossa disposição. Ovo *poché* e cozido são boas opções. Evite ovo frito, por causa da gordura. Mas o consumo de ovo mexido não deve ser frequente, pois é na gema que se encontra a maior parte do colesterol. A exposição da gema ao ar e ao aquecimento acelera a oxidação da gordura.

Ao comprar ovos, vale a pena gastar um pouco mais e escolher os orgânicos ou os de galinhas criadas soltas. São de melhor qualidade. Observe que a gema, mais consistente, será de um laranja brilhante. Os ovos de galinhas confinadas podem sair mais barato, mas quase sempre são de baixa qualidade, com gema amarelo-pálido, mais frágil, que se quebra facilmente.

Peixes de cativeiro

Os peixes, que até recentemente eram ótimas opções de proteína, têm perdido *status* e não devem ser levados à mesa levianamente. Sabe-se que a carne de gado criado em cativeiro é, de longe, muito menos saudável que a de gado livre, criado a pasto; o mesmo ocorre com os peixes.

Se você consome salmão em restaurantes, por exemplo, pode ter certeza de que há grandes chances de ele ser proveniente de tanques de criação. Não há como abastecer o mercado se assim não for. Seria ótimo se ainda tivéssemos acesso a essa fonte tão especial de proteína sem os inconvenientes dos animais criados em cativeiro. Ocorre que, hoje em dia, o salmão natural praticamente não existe. E o salmão de cativeiro não apresenta as mesmas constituições químicas do salmão selvagem, já que a alimentação que aquele recebe, à base de milho, soja e óleo de canola, altera sua composição. Tanto que até a cor da carne muda, perdendo aquele tom rosado característico e se mostrando acinzentada. Para os olhos dos consumidores, porém, apresenta-se rosada, graças aos aditivos artificiais, químicos, usados com a finalidade de restaurar sua atraente cor original. Esses produtos são conhecidos por *cantaxantina* e *astaxantina*, que, segundo a indústria, não causam danos à saúde. Porém, há controvérsias significativas sobre o efeito da *cantaxantina*, a qual tem sido associada a lesões de retina em olhos humanos. O salmão selvagem alimenta-se de camarão e *krill*, com elementos químicos naturais que lhe conferem a cor rosada.

Outro problema: quando os peixes consomem ração, a concentração de gorduras neles muda. A relação de 3:1 entre ômega 6 e ômega 3 passa a mais de 20:1, reduzindo o principal benefício que esses animais oferecem à saúde humana. E não pense que rações de origem vegetal são melhores: como são ricas em ômega 6, têm o mesmo poder destruidor que as rações dadas ao gado confinado. Como você já sabe, a carne de animais criados com ração é pobre em ômega 3.

Em busca de maior rentabilidade, fazendas de cativeiro colocam muitos peixes em espaços pequenos, o que predispõe os animais a agressões mútuas e doenças. É comum o uso de antibióticos e compostos químicos no combate a infecções de pele, parasitoses etc. Também são dados aos peixes hormônios, drogas e, algumas vezes, substâncias geneticamente modificadas, para acelerar o crescimento e provocar alterações no desenvolvimento reprodutivo desses animais.

A melhor escolha

Num mundo ideal, o peixe estaria muito próximo do alimento perfeito: rico em proteínas, cheio de nutrientes essenciais e gorduras. Mas a realidade não é assim. A natureza está muito degradada. Desse modo, não recomendo o consumo de peixe, a menos que tenha atestado de pureza. Se for salmão, que seja o selvagem, ainda encontrado no Alasca, sabe-se lá por quanto tempo.

Pesquisas indicam que o consumo de óleo de peixe de qualidade beneficia a saúde tanto quanto o consumo do animal em si. Estudo realizado por dezesseis semanas com dois grupos de mulheres apontou igualdade entre o grupo que consumia dois pratos de atum ou salmão a cada semana e o que tomava cápsulas de ômega 3 na mesma proporção encontrada nos peixes: a quantidade de ácidos graxos ômega 3 nos glóbulos vermelhos de ambos os grupos subiu de 40 a 50%.

No começo da pesquisa, os especialistas acreditavam que o consumo de peixe daria melhores resultados, mas tiveram que se render à evidência de que, independente da fonte, os bons efeitos do ômega 3 eram os mesmos.

O modo seguro de garantir os níveis de ácido graxo essencial ômega 3 é através de cápsulas de óleo de peixe ou de bacalhau. Apenas lembre: aumentando o consumo de óleo de peixe, também aumenta a necessidade de proteção oxidante para evitar que o ômega 3 rancifique no organismo, o que aumentaria a oxidação pela geração de radicais livres.

Os perigos do mercúrio

Outro inconveniente a respeito do consumo de peixes em geral é o fato de apresentarem altas concentrações de mercúrio. Tanto, que o FDA recomenda às gestantes que reduzam o consumo desse tipo de alimento, com o objetivo de proteger o feto de possíveis problemas quanto ao desenvolvimento neurológico.

Todo mercúrio é nocivo à saúde. Dependendo do estado físico em que se encontra, esse metal torna-se mais agressivo. Em estado líquido, por exemplo, é volátil, extremamente tóxico e seus vapores são rapidamente absorvidos quando inalados. A absorção pode se dar por via oral ou através da pele, das membranas mucosas e do tubo digestivo.

Os peixes de águas doce e salgada contaminadas são fontes de mercúrio. Consumidos diariamente, deixam em nosso corpo de 1 a 10 mcg de mercúrio/dia.

Os efeitos negativos do mercúrio são observados no sistema imunológico, nas glândulas endócrinas, nos rins, nos órgãos sensoriais, nos intestinos etc. Mas seu risco é particularmente maior para o sistema nervoso, já que consegue atravessar a barreira hematoencefálica e se depositar na glândula pituitária, no córtex occipital, no córtex renal e na tireoide.

As manifestações do mercúrio no sistema nervoso são conhecidas como síndrome *mercurialis erethismus*, compreendendo sintomas como irritabilidade, excitabilidade, alterações do temperamento e agressividade, perda de memória, demência, dificuldade para interpretar as informações, dificuldade de concentração e leitura, neurastenia, distúrbio de consciência, afasia, incoerência na fala e no pensamento. Efeitos multiplicados ocorrem quando acontece a contaminação por mercúrio e chumbo.

A Suécia, a partir de 1997, praticamente baniu o uso do mercúrio por ser tóxico ao organismo.

Fontes de contaminação por mercúrio

- Adesivos
- Águas poluídas pelas indústrias
- Alguns tipos de supositórios
- Amaciantes

- Amálgamas dentários
- Ar poluído por vapor industrial de mercúrio
- Baterias elétricas
- Ceras e graxas
- Clareadores de pele
- Conservantes de madeira
- Cosméticos que contêm mercúrio
- Couro colorido
- Diuréticos
- Feltros
- Fertilizantes
- Filtros de ar-condicionado
- Fungicidas usados em água
- Fungicidas usados em gramados e árvores
- Látex e solventes
- Material usado para revelação de fotos
- Material usado por joalheiros
- Mercúrio e mertiolate, usados em curativos
- Peixes e mamíferos marinhos
- Pinturas de látex
- Talcos
- Tatuagens
- Termômetros e barômetros quebrados

AMBIENTES DE TRABALHO, ATIVIDADES E INSTRUMENTOS QUE PODEM CAUSAR CONTAMINAÇÃO POR MERCÚRIO

- Consultórios dentários
- Detectores de impressões digitais
- Embalsamação e conservação
- Empalhamento de animais

- Extração de ouro
- Extração de prata
- Fábricas de amálgamas dentários
- Fábricas de bactericidas
- Fábricas de barômetros
- Fábricas de bateria de mercúrio
- Fábricas de caldeiras
- Fábricas de calibre para instrumentos
- Fábricas de cerâmica
- Fábricas de desinfetantes
- Fábricas de drogas (medicamentos)
- Fábricas de espelhos
- Fábricas de explosivos
- Fábricas de lâmpadas de neon
- Fábricas de lâmpadas fluorescentes
- Fábricas de lataria
- Fábricas de manômetros
- Fábricas de medidores (consumo de água, eletricidade)
- Fábricas de papel
- Fábricas de peças em bronze
- Fábricas de pesticidas
- Fábricas de relógios (mercúrio)
- Fábricas de soda cáustica
- Fábricas de tintas e tinturas
- Fazendas
- Galvanização
- Histologia
- Impressão têxtil
- Joalheria
- Laboratórios fotográficos
- Laboratórios químicos
- Minas de mercúrio

Impactos da poluição ambiental

Somos todos vítimas

A quantidade de substâncias químicas sintéticas espalhadas no meio ambiente é preocupante. Produtos estrogênicos (que mimetizam estrógeno) absorvidos por meio de água e alimentos estão alterando de modo significativo os índices normais da relação androgênio/estrogênio nos organismos masculinos. Alguns desses poluentes ambientais também têm a capacidade de se ligar à testosterona livre, interferindo em sua produção ou em seus níveis em nosso corpo.

Atribuo a isso os problemas observados na saúde de indivíduos do sexo masculino, sejam idosos, adultos, jovens, crianças ou mesmo bebês ainda em gestação. A cada ano, mais homens do mundo industrializado são vítimas de câncer de testículos e próstata e/ou apresentam baixa na produção e na qualidade de espermatozoides. Além disso, cresce o número de casos de defeitos congênitos que afetam o pênis.

Nos últimos sessenta anos, o contato com esses químicos sintéticos se fez tão intenso que os resultados chegam a ser alarmantes: cerca de 1/3 dos americanos apresentam disfunção erétil ou impotência. Isso também se verifica em machos de outras espécies no mundo todo. Como os humanos, felinos, pássaros, peixes, jacarés, sapos, tartarugas e muitos outros animais são afetados pelos poluentes estrogênicos.

Segundo Louis Guillette, endocrinologista da área de reprodução e professor de zoologia da Universidade da Flórida, estudos com jacarés mostram consistentes evidências de que esses animais têm sido vítimas de alterações significativas nos níveis de androgênio e na relação entre androgênio e testosterona livre provocadas pela poluição ambiental.

Está ocorrendo uma feminilização das espécies masculinas, e é incrivelmente pequena a quantidade de produtos químicos necessária para causar tais mudanças.

Os esteroides farmacêuticos são, na verdade, extremamente agressivos ao ecossistema do planeta. Ficam acumulados no solo, na água e em produtos da terra. Esse é o alto custo que pagamos pelo emprego de alguns contraceptivos femininos e de reposições hormonais para suavizar os efeitos da menopausa.

Até hoje, temos deixado às mulheres a maior responsabilidade pela contracepção. Os homens poderiam ser mais generosos com elas, consigo próprios e com a vida no planeta, usando camisinha e/ou submetendo-se à vasectomia, uma cirurgia simples, que não causa impotência e pode ser reversível. E as mulheres poderiam tentar soluções mais naturais para enfrentar melhor a menopausa.

Esses hormônios, quando excretados do corpo humano, chegam ao meio ambiente, onde continuam com sua ação química esteroide. Além de estrona e estradiol, normalmente encontra-se em dejetos humanos (especialmente na urina) estradiol sintético, o mais potente dos estrogênios. É comum encontrar concentrações de estradiol a 14 ppt e de estrona a 400 ppt.

Todos os peixes de sexo masculino de riachos, represas e reservatórios apresentam concentrações de poluição estrogênica, além de sinalizarem aumento dos índices de problemas reprodutivos. Muitos deles estão sofrendo feminilização. Bastam pequenas quantidades desses potentes estrógenos para iniciar mudanças sexuais: são suficientes apenas 0,1 ppt de estradiol ou 10 ppt de estrona.

DDT e outros produtos químicos

Outros produtos químicos, como o dicloro-difenil-tricloroetano (DDT), organoclorados, bifenilas policloradas (BPCs) e seus metabólitos são potentes mimetizadores da atividade estrogênica e prevalecem em todo o planeta, no solo, na água e no ar. Milhões desses produtos são usados, com frequência, como pesticidas. Ftalatos, usados em plásticos flexíveis, afetam os tecidos dependentes de andrógenos, ou seja, têm efeito contrário ao do androgênio. Na Inglaterra, alguns desses produtos são proibidos na fabricação de brinquedos para crianças por causar feminilização em meninos.

O desequilíbrio da relação andrógeno/estrógeno está relacionado a problemas de próstata, disfunção erétil, esterilidade, baixa motilidade de espermatozoides, perda de energia e libido, doenças cardíacas, aterosclerose e muitos outros problemas físicos, como queda de testosterona no organismo.

Em 1920, o homem americano tinha a mesma expectativa de vida das mulheres. Hoje, com o crescente número de substâncias que mimetizam estrógenos no ambiente e no corpo, a expectativa de vida alcança uma diferença de oito anos a favor da mulher.

Mercúrio

Os peixes seriam a mais rica fonte de nutrientes para o desenvolvimento das crianças, especialmente no que diz respeito ao aspecto mental. Porém, com a contaminação do meio ambiente, esses animais acumulam metais tóxicos, como o mercúrio, e colocam em dúvida seu poder nutricional.

A exposição ao mercúrio, mesmo durante a gestação, retarda o desenvolvimento geral da criança, causa *deficit* de aprendizado e abre portas a problemas neurológicos. A Academia Nacional de Ciências dos Estados Unidos alerta, desde o ano 2000, que mulheres grávidas consumidoras de peixes correm risco de gerar filhos com necessidades especiais de aprendizado. Portanto, cuidado: o mercúrio ingerido pela gestante por meio de peixe contaminado pode atravessar a placenta e lesar o cérebro do bebê.

A principal contaminação do meio ambiente ocorre pela queima de carvão, que contém mercúrio. Em um ano, quarenta toneladas dessa substância são liberadas nos Estados Unidos por esse processo. A poluição de mercúrio se espalha pelo ar e depois se deposita na terra e na água, onde é absorvida pelos peixes, em especial pelos que estão no topo da cadeia alimentar. Todo ano, a FDA apresenta uma lista de peixes que não devem ser consumidos por gestantes ou mulheres que estão amamentando.

Pessoas que consomem peixe com regularidade apresentam altos níveis de mercúrio quando comparadas às que não o ingerem com frequência. Crianças com menos de seis anos de idade são particularmente sensíveis a metais pesados, especialmente ao mercúrio, e têm maior risco de respostas imunológicas inadequadas e de disfunções renais. Tenho alertado já há algum tempo sobre esses riscos e recomendo muito cuidado no consumo de peixes.

> *Nossa dieta é muito deficiente em ômega 3, ácido graxo essencial para a boa saúde que é apenas encontrado em óleo de peixe e de fígado de bacalhau. Mas há que se ter cuidado com a origem desses óleos: eles não devem estar contaminados por mercúrio.*

Infelizmente, nos dias atuais o peixe é potencialmente perigoso. Para usufruir com segurança seus benefícios nutricionais, aconselho o consumo regular de óleo de peixe de alta qualidade, com garantia de pureza, e consumir apenas animais vindos diretamente de áreas específicas, como o Alasca, o que é quase impossível para nós, simples mortais!

BPCs E SUBSTÂNCIAS RADIOATIVAS

Nos oceanos encontram-se, além do mercúrio, bifenilas policloradas, substâncias radioativas, como estrôncio, e metais tóxicos, como cádmio, chumbo e arsênico.

Peixes de cativeiro não são substitutos confiáveis aos criados em mares, rios e lagoas. Não apenas por causa do mercúrio, mas por apresentarem altas concentrações de BPCs, compostos que foram largamente utilizados para fabricar, entre outras coisas, solventes, plastificantes e desinfetantes. A quantidade de resíduos de BPCs em rações para peixes de cativeiro é muito maior do que a que se encontra em mares ou rios.

Pela toxicidade, as BPCs estão proibidas de serem fabricadas e comercializadas. Elas não são degradáveis e continuam a se acumular nos tecidos de animais e vegetais. O ser humano, no topo da cadeia alimentar, é uma de suas vítimas.

Vegetarianismo

Efeito contrário

Nas últimas décadas, a gordura saturada e o colesterol, supostos vilões, nos levaram, cada vez mais, em direção a uma dieta com baixos índices de gordura para preservar a saúde. Mas, curiosamente, o efeito parece ser contrário ao desejado, uma vez que só têm aumentado os casos de obesidade, diabetes, doenças cardiovasculares, depressão etc.

Quando refletimos sobre isso, percebemos quanto somos pressionados pelo conceito de que a proteína animal e a gordura saturada devem ser evitadas. Entendo que, nessa situação, muitos de nós passem a procurar uma alimentação menos prejudicial. O que encontramos como resposta é a alimentação vegetariana. Será essa a solução?

Dúvida comum

Carne: comer ou não? Antes de tomar qualquer decisão a respeito, é preciso prestar atenção ao que o seu organismo pede, e não ao que lhe dizem sobre alimentação vegetariana ou carnívora. Ótimo que você esteja tentando se esclarecer sobre o assunto, mas não se deve acatar cegamente as teorias e, ouso dizer, nem as coisas que digo aqui. Minha intenção é reabilitar a carne, em especial a vermelha, seguramente um dos melhores alimentos que podemos levar à mesa nesses dias modernos, sem medo de errar. Faço isso me apoiando em recentes estudos científicos sobre a ingestão de carnes e gorduras. Amanhã, diante de novas evidências, a ciência poderá ter outras premissas como base, e muitas coisas poderão ser revistas.

Acredito no que escrevo, e acredito que certas pessoas realmente devem e podem ser vegetarianas desde que seu metabolismo funcione melhor dessa forma. A última palavra está, na verdade, com você. claro que devemos evitar alimentos sabidamente condenáveis, como gorduras trans e carnes de animais criados em cativeiro. Mas, do que resta à nossa disposição, quem deve dar aprovação é seu corpo. Parece uma afirmação leviana, mas não é.

Devemos respeitar nossas características individuais. Certas pessoas necessitam de proteína animal, gordura etc., enquanto outras se dão melhor com uma alimentação vegetariana, pobre em gordura. Quando a alimentação está de acordo com a singularidade do indivíduo, o metabolismo funciona melhor e todo o organismo sai beneficiado. Publiquei um livro que trata sobre o assunto (*Emagreça e apareça*, Editora Gaia), em que fica bem clara a relação entre tipo metabólico e alimentação.

DIETA DE DESINTOXICAÇÃO

A mídia em geral, profissionais da saúde, nutrólogos, nutricionistas, órgãos governamentais, todos hoje estão preocupados em acertar na qualidade da alimentação, uma vez que os problemas de saúde parecem só aumentar. Diabetes, obesidade, afecções cardiovasculares e depressão são doenças cuja frequência tem crescido de modo impressionante, apesar das orientações para que se consumam mais vegetais e se evite ao máximo proteína animal. Acredito que orientações genéricas como essas, as quais pretendem atender a todas as pessoas, sem considerar que cada um de nós é um ser único, com características e necessidades próprias, não funcionam. Acabam por privar a individualidade bioquímica de receber o que necessita para preservar e manter a saúde.

Por outro lado, em nome do mercado muita coisa é tolerada, como alimentos – que jamais deveriam ser assim denominados – cheios de corantes, conservantes, gorduras trans, agrotóxicos, açúcar, soja etc. Infelizmente, essa é a realidade à que a maioria esmagadora das pessoas é submetida. Não é de estranhar que tenham má saúde. Sorte de quem pode fugir desse contexto e oferecer ao seu organismo o que ele realmente necessita.

Como dieta de desintoxicação, o vegetarianismo é uma ótima escolha. Diversas condições clínicas melhoram quando se reduz o consumo de produtos animais e se aumenta o de vegetais. Mas entendo que isso só funciona por algum tempo e apenas para cerca de 1/3 das pessoas, aquelas com metabolismo do tipo Carbo, cujo organismo funciona melhor com uma dieta vegetariana.

Consuma carne sem culpa

- Não se deixe levar por extremismos. Se gostar de carne, coma sem se sentir culpado.
- A carne é um dos alimentos mais saudáveis do planeta. Vegetarianos e ativistas dos direitos dos animais a têm combatido com ênfase, mas nenhum dos argumentos dessas pessoas pode mudar as reais qualidades da carne.
- A carne é uma das mais balanceadas fontes de proteínas, aminoácidos, vitaminas e minerais que você pode encontrar. É envolvida em gordura monoinsaturada – o tipo de gordura boa para o colesterol e, de forma geral, para a saúde cardíaca.
- É também uma boa fonte de ferro e zinco, nutrientes em que muitas crianças são deficientes (graças aos pais vegetarianos ou aos que alimentam seus filhos com *junk food* e consideram isso correto). É ainda rica em cálcio, magnésio, vitaminas do complexo B, betacaroteno e ácido fólico, necessário para as células funcionarem corretamente.
- Apenas certifique-se de estar consumindo carne de gado não confinado – que é rica em ômega 3, vitamina E e ácido linoleico conjugado (ALC).

SOJA COMO SUBSTITUTA DA CARNE

Vegetarianos e simpatizantes que me desculpem, mas a soja é um veneno. Veja o que aconteceu com internos do Departamento de Correção, em Ilinois, depois que mudaram sua alimentação: inúmeros casos de arritmia cardíaca, infecções, queda de cabelo e alergias. Alguns detentos foram submetidos à remoção de parte do cólon, e houve até quem precisasse colocar marca-passo.

A origem desses problemas todos foi a mudança de alimentação, com reforço expressivo de soja, elevada hoje ao *status* de "alimento saudável". A soja intoxica. A FDA listou mais de duzentos estudos mostrando quanto ela é tóxica, e alguns apontam-na como causa de distúrbios digestivos, desregulação endócrina, problemas de tireoide e deficiências nutricionais. Não se deve ingerir mais do que 20 g ao dia. Mas os internos, em Illinois, eram praticamente forçados a ingerir mais de cinco vezes essa quantidade.

> *Há anos tem sido comprovada a relação entre proteína de soja e doenças cardíacas, infertilidade, câncer, alergias, declínio mental, distúrbios digestivos, deficiência nutricional, queda imunológica e muito mais.*

Quem procura saúde deve ficar o mais distante possível da soja. Na década passada, em especial, a propaganda a transformou em um dos alimentos mais saudáveis ao nosso alcance. Tudo mentira, manipulação motivada por interesses comerciais. Se você acha que esses internos recebiam soja na alimentação como reforço de uma dieta saudável, é hora de uma "saudável" dose de realidade e de voltar para um bom e raro pedaço de carne.

A soja é mais barata que a carne? Certamente. Só que a economia na hora de comprar comida pode levar a gastar mais com saúde. Ninguém quer isso, e aposto que os prisioneiros de Illinois também não. Os gastos com carne de verdade quase sempre são bem inferiores se comparados a contas médicas. O irônico, e ao mesmo tempo triste, é que esses presidiários não têm escolha: comem o que lhes é servido, enquanto pessoas esclarecidas e livres incluem a soja voluntariamente na alimentação. Elas se candidatam a desenvolver numerosos distúrbios digestivos, como diarreia ou constipação, no mínimo. Consomem soja acreditando que irá fazer bem à saúde.

Diga "não" à soja!

Entendo que seja mais fácil dizer que fazer. Ideias sobre a soja são muito contraditórias, e, nos dias de hoje, é difícil encontrar alimento industrializado que não contenha algum tipo de derivado de soja, como soja em flocos, óleo de soja, lecitina, proteína de soja isolada e proteína vegetal texturizada. Mesmo óleos vegetais e margarinas contêm soja. Por ser um aditivo alimentar barato, a indústria a utiliza em batatas *chips*, atum enlatado, sucos, bolachas, cereais e uma infinidade de outros produtos. Na próxima vez em que for ao supermercado, dê uma olhada mais atenta às gôndolas: você vai se surpreender com a presença esmagadora da soja nos rótulos dos produtos.

A dieta ideal para você

Se você, por qualquer razão, não come carne, pode ao menos consumir leite e derivados para usufruir dos benefícios oferecidos por alimentos de origem animal. Mas deve fazê-lo em maior ou menor escala, claro, de acordo com as necessidades do seu tipo metabólico. Vegetarianos ou não, todos temos necessidade de proteína animal, pois certos nutrientes e enzimas só são encontrados em produtos animais. É preciso entender os fatos bioquímicos que explicam essa demanda.

A dieta que funciona para um provavelmente não funciona para outro e, na prática clínica, tenho visto casos de vegetarianos que estão tendo problemas de saúde por insistirem que seja essa a alimentação ideal para eles, sem respeitar a sua individualidade bioquímica. Da mesma forma, vejo carnívoros que deveriam mudar a dieta, mas insistem em radicalizar. Esse é um jogo que exige mente aberta e observação de resultados. Não adianta achar isso ou aquilo, basta respeitar nossa bioquímica.

Tipo metabólico

Cada indivíduo é único

Como já abordei em *Emagreça e apareça*, livro publicado pela Editora Gaia, o primeiro passo para ganhar saúde é limitar o consumo de carboidratos refinados, açúcar e grãos, que são metabolizados como açúcar. Para a maioria das pessoas, isso significa inicialmente eliminar refrigerantes e sucos de frutas, além de lanchinhos adoçados. Mas há mais: é importante determinar seu tipo metabólico e alimentar-se de acordo com ele.

Não há uma receita de alimentação perfeita que funcione igualmente para todos. Cada um de nós é único e possui individualidade bioquímica. Descobrir seu tipo metabólico é importante e necessário para que você escolha seus alimentos com base na maneira como seu corpo reage a eles.

Metabolicamente, classificamos as pessoas em três grupos:

- **tipo proteína** – aceita muita proteína, muita gordura e pouco carboidrato;
- **tipo carbo** – sente-se bem com pouca proteína, pouca gordura e muito carboidrato;
- **tipo misto** – funciona melhor com uma combinação dos dois tipos de alimentação.

Faça o teste

Observamos que os alimentos e nutrientes não funcionam do mesmo modo em pessoas de tipos metabólicos diferentes. Isso explica porque alguns alimentos saudáveis deixam algumas pessoas magras e com energia, mas podem deixar outras lentas, inchadas, mais gordas e predispostas a doenças. Também explica porque, por mais que tente usar alimentos ditos saudáveis, ou mesmo orgânicos, você ainda não se sente tão bem como gostaria. A razão para isso é um fator fundamental e fora do seu controle – o seu metabolismo. Ao se alimentar de acordo com sua necessidade metabólica, você resolve a maioria de seus problemas de saúde.

Uma vez determinado seu tipo metabólico nutricional e entendidas suas características únicas, você passará a escolher alimentos que o afastarão de problemas como excesso de peso, doenças e envelhecimento acelerado, levando-o à saúde equilibrada e ao peso ideal.

Para determinar seu tipo metabólico, segue um questionário simplificado. Ele poderá não ser absolutamente preciso, mas apontará a direção em que você deve ir. Com o tempo, na medida em que seu tratamento evoluir e você notar diferenças, responda novamente ao questionário e verifique se houve mudanças. Se houve, faça os ajustes necessários.

O mais indicado, porém, é você trabalhar em parceria com um médico que entenda do assunto. Ao avaliar as suas respostas e os resultados de exames clínicos e de laboratório que irá lhe solicitar, o médico terá condições de estabelecer com muito maior precisão o que deve ser feito, tendo em vista seu tipo metabólico e suas condições naquele momento.

Questionário

- Responda com honestidade, indicando V (verdadeiro) ou F (falso), de acordo com o que melhor descreve você.
- Se as respostas não retratam fielmente como você é, escolha as que mais se aproximem da sua realidade.
- Se nenhuma das opções realmente se aplica a você, não marque nada.
- Se você não tiver certeza de alguma resposta, deixe a questão de lado e pense no assunto. Só responda quando tiver certeza.

- Tome como base o que realmente acontece com você. Não se deixe influenciar pelo que acha que deveria ser. Exemplo: você come bastante gordura e se sente bem, mas acredita que deve comer alimentos com pouca gordura (*low fat*) e dá uma resposta baseada no que acredita, e não na realidade. Outro exemplo: você pode pensar que tem fome entre as refeições, mas na verdade come não por fome verdadeira, mas para compensar algum aborrecimento, ou porque o alimento está ali, à mão.

PARTE 1

1. Meu apetite no café da manhã é forte.
   ( ) V   ( ) F

2. Meu apetite no almoço é forte.
   ( ) V   ( ) F

3. Meu apetite no jantar é forte.
   ( ) V   ( ) F

4. Ficar mais de quatro horas sem comer é desconfortável.
   ( ) V   ( ) F

5. Eu fico frequentemente faminto e preciso de um lanche entre as refeições.
   ( ) V   ( ) F

6. Vivo para comer em vez de comer para viver.
   ( ) V   ( ) F

7. Refeição com carne ou peixe me deixa com mais energia.
   ( ) V   ( ) F

8. Refeição vegetariana não sacia minha fome.
   ( ) V   ( ) F

9. Comer carne ou alimento gorduroso restaura minha energia.
   ( ) V   ( ) F

10. Prefiro alimento salgado ou gorduroso a alimento doce.
    ( ) V   ( ) F

Some o total de itens em que marcou falso (F) e multiplique por 2. Depois, some também o que marcou como verdadeiro (V) e multiplique por 2.

Parte 1   Subtotal _____ *(V)* _____ *(F)*

PARTE 2

11. Comer só frutas não me satisfaz.
    ( ) V   ( ) F

12. Ficar em jejum é muito difícil.
    ( ) V   ( ) F

13. Comer antes de dormir melhora meu sono.
    ( ) V   ( ) F

14. Suco de laranja pela manhã não me faz bem.
    ( ) V   ( ) F

15. Café tende a me deixar acelerado ou nervoso, com tremores.
    ( ) V   ( ) F

16. Meus olhos e/ou nariz tendem a ficar úmidos.
    ( ) V   ( ) F

17. Preciso urinar frequentemente durante o dia.
    ( ) V   ( ) F

18. Eu tenho que tossir e limpar minha garganta frequentemente.
    ( ) V   ( ) F

19. Gosto de dormir até mais tarde.
    ( ) V   ( ) F

20. Se me corto, a ferida cicatriza rápido
( ) V   ( ) F

Marque 1 ponto para cada item assinalado.

Parte 2 Subtotal _____ *(V)* _____ *(F)*

RESULTADO

1. Some os dois subtotais (parte 1 e parte 2).

2. Se o número de respostas falsas (F) for igual ou maior que 18, você deve seguir o Tipo Metabólico CARBO.

3. Se a soma das respostas verdadeiras (V) for igual ou maior que 18, você deve seguir o Tipo Metabólico PROTEÍNA.

4. Caso some menos de 18 respostas (F) e menos de 18 respostas (V), você provavelmente pertence ao grupo MISTO.

A alimentação faz história

DE CAÇA A CAÇADOR

Na evolução da espécie humana, numerosas mudanças ocorreram até chegarmos ao *Homo sapiens*. Nos primeiros 2 milhões de anos, os proto-humanos eram herbívoros que viviam em florestas comendo frutos, raízes e plantas. Sua habilidade em subir em árvores era uma vantagem para poder se livrar de predadores.

Há cerca de 2,5 milhões de anos, eles desceram das árvores, desenvolveram pés funcionais e adotaram a postura ereta. Seus maiores predadores ainda eram os grandes felinos e, para se proteger, passaram a se agrupar socialmente.

Nessa evolução, aprenderam não somente a abater os predadores, mas também as presas, transformando-se em caçadores. Com isso, sua fonte alimentar predominante começou a mudar de vegetais para animais, o que promoveu mudanças no seu trato digestivo – herbívoros têm um trato intestinal mais longo, que propicia tempo para a correta quebra de celulose, enquanto carnívoros apresentam trato intestinal curto.

Seus cérebros, de 500 cm^3, desenvolveram-se até chegar aos atuais 1.350 cm^3. O aumento da capacidade cerebral foi literalmente alimentado por carne. Quanto mais inteligentes eram nossos ancestrais, mais chances tinham de se sobrepor aos seus predadores. Durante esse período evolutivo, não abandonaram o consumo de vegetais, nossa alimentação original; apenas a enriqueceram com carnes. O humano moderno é, na verdade, um onívoro (come de tudo), compartilhando algumas características de herbívoros e carnívoros.

Fiat lux

A manufatura de lâminas cortantes a partir de pedras parece ter surgido há 2,3 milhões de anos, na época dos habilinos, seres com características pré-humanas e humanas considerados o elo perdido entre os símios e os humanos. As lâminas permitiam o corte de pequenas caças, e sua manufatura passou a exigir mais dos habilinos, como paciência para a lapidação, colaboração mútua e pensamento organizado. Passar a consumir carne ajudou na construção de várias de nossas características: formação de grupo social, trabalho em equipe, deslocamento por longas distâncias em busca de alimento, além de uma inteligência mais apurada, forjada pela necessidade de proteger o grupo, a prole e o próprio alimento. A luta pela vida não poderia se desenvolver sem a participação de todos, e a atividade coletora, tão importante quanto necessária, cabia às mulheres.

Cerca de 1,9 milhões de anos depois surgiu o *Homo erectus*, muito parecido com os humanos atuais. Mais de 1 milhão de anos depois apareceram os neandertais, que se assemelhavam ainda mais a nós. Desde o *Homo erectus*, foram poucas as mudanças anatômicas pelas quais passamos. As pesquisas arqueológicas também apontam que as criações humanas se resumem a ferramentas de pedra e lanças. O que veio depois, como instrumental de pesca, armas com pontas de pedra, hábitos de decoração do corpo e manifestações artísticas, resultam de inovações culturais e são, na maioria, relativamente recentes.

Só há cerca de 200 mil anos é que o *Homo erectus* se desenvolveu a ponto de dar origem ao *Homo sapiens*, que representa um salto qualitativo em nosso desenvolvimento como espécie. A pergunta a fazer é: por que evoluímos tão rapidamente apenas nos últimos 200 mil anos? Resposta: por causa do consumo de carne cozida.

Se a inclusão da carne na dieta explica o desenvolvimento dos habilinos, não esclarece como se transformaram no *Homo erectus*, que, com a evolução, se tornou um caçador fisicamente competente e mais bem preparado, mas com maxilares e dentes pequenos demais para mastigar carne crua e dura. O cozimento pode explicar o desenvolvimento rápido da espécie nos últimos 200 mil anos porque, entre outras virtudes, torna mais fácil a mastigação da carne e, assim, o aproveitamento de suas qualidades.

O PODER DO FOGO

Em todas as culturas, a posse do fogo é algo prodigioso: distingue homens de animais. Para Darwin, que entendia o valor do alimento cozido, o fogo foi a descoberta mais importante feita pelo homem depois da linguagem. No entanto, ele atribuía ao ato de cozinhar um valor simbólico, representativo da superioridade do homem sobre os animais. Lévi-Strauss também pensava dessa maneira. Mais atilado foi o gastrônomo francês Jean-Anthelme Brillat-Savarin, para quem, pelo fogo, o homem dominou a própria natureza. Já o especialista em história da culinária Michael Symons disse, em 1998, que o cozimento é o elo perdido que define a essência humana.

Muito se escreveu a respeito disso, mas ninguém se arriscou a opinar sobre como o cozimento afeta a qualidade nutricional dos alimentos. Não se admitia, até recentemente, que o cozimento teve importância biológica na evolução humana, uma vez que tornou o alimento mais seguro, reduziu sua deterioração e destacou sabores e texturas. Mas o cozimento também tem outra importância: ele aumenta o nível de energia que nosso corpo extrai dos alimentos, energia essa que nos tornou mais fortes, resistentes, melhores reprodutores e perfeitamente adaptados a uma dieta rica e poderosa. Com o fogo, de certa forma realmente domamos a natureza. Sem ele e suas propriedades positivas, talvez ainda estivéssemos nas árvores, primitivos e frágeis animais com medo de predadores e consumidos pelo fogo da subnutrição.

A AGRICULTURA PRIMITIVA

No começo dos tempos, havia competição por comida. Os herbívoros precisavam de vegetação suficiente, assim como os carnívoros necessitavam de animais. Isso levou a um crescente problema há cerca de 12 mil anos, quando grandes manadas migratórias de animais de caça começaram a diminuir.

Iniciou-se, então, a primitiva revolução agricultural nos ricos solos onde prosperaram cereais. Grãos e outros alimentos cultivados só se tornaram parte da dieta humana há pouco mais de 10 mil anos. Pode parecer um longo período do nosso ponto de vista, mas considere que 10 mil anos só representam 0,4% do tempo em que a espécie humana encontra-se na Terra, ou seja, apenas quinhentas gerações. Seria esse o tempo necessário para as espécies se ajustarem a uma alimentação à base de grãos?

Essencialmente, nossa genética se mantém a mesma desde os nossos ancestrais da Idade da Pedra, que não consumiam grãos de maneira alguma. Nossa necessidade nutricional não mudou fundamentalmente desde então. A verdade é que, com a produção de grãos, os humanos têm se adaptado com maior ou menor intensidade à presença desses itens na alimentação. A quantidade tolerável de grãos e seus derivados varia enormemente de pessoa para pessoa, e muitos de nós têm baixa ou nenhuma tolerância a eles.

Variações importantes

De certa forma, as variações entre as pessoas determinam o tipo metabólico a que pertencem. Há um grupo que aceita muito bem uma enorme quantidade de grãos em comparação com outro grupo, que se adapta melhor com carne. Entre esses extremos, há vários graus intermediários.

O que também influencia os fatores alimentares é o clima. No início, os seres humanos se espalharam pela Terra, submetendo-se a uma grande variedade de mudanças climáticas. Por serem altamente adaptáveis, aprenderam a se ajustar a diferentes fontes alimentares, aproveitando o que se encontrava mais disponível.

De forma geral, os humanos do norte adotaram uma alimentação com base em proteína animal e gordura. Os esquimós, por exemplo, tradicionalmente se alimentam apenas de produtos de origem animal. Já os humanos que foram para o sul focaram-se em uma dieta de proteínas leves, à base de tubérculos e frutas. Hoje, com a alta variação genética no mundo, fica difícil saber a dieta de cada povo pela abordagem étnica. A avaliação da dieta mais indicada deve ser feita de forma individual. Daí a importância da abordagem do tipo metabólico, pois fornece uma metodologia que determina quais alimentos são mais apropriados para compor uma dieta adequada ao metabolismo do indivíduo. Dessa forma, permite-se que o corpo se mova em direção a um nível ótimo de funcionamento, o que o torna melhor preparado para prevenir e contornar processos de doença.

Produção em massa

Desde a Revolução Verde de 1960, contamos com maior abundância de alimentos. Há produção em massa de frutas, legumes e verduras, bem como de carnes de todos os tipos e seus derivados. A produção mundial é suficiente – ainda! – para alimentar o planeta (embora a distribuição dessa riqueza deixe a desejar); porém, apresenta-se altamente sacrificada em termos de qualidade.

Açúcar refinado e carboidratos aditivados com produtos químicos, gordura trans de óleos vegetais hidrogenados ou parcialmente hidrogenados, fertilizantes químicos, elementos geneticamente modificados. Tudo isso vai à nossa mesa. Não nos surpreende que, consequentemente, cresçam os índices de problemas como obesidade, diabetes, doenças cardíacas, câncer e outras doenças degenerativas. As composições do agronegócio precisam alimentar o mundo dando mais ênfase à saúde das sociedades.

Desafios do futuro

Há muito a ser feito, e a realidade nos coloca como Davi diante de Golias. Há que se transformar o que for possível, para vivermos em um mundo mais saudável, e confiar que o futuro criará novas armas para enfrentarmos desafios. Nós nos afastamos radicalmente dos alimentos que sustentavam nossos ancestrais; porém, a demanda por orgânicos vem aumentando de forma expressiva.

A revolução começa em casa. Mas se você não se informar nem se interessar por alimentar-se melhor, nenhuma melhoria será aplicada. Nós somos os vigilantes de nossa época. Só nós podemos mudar o mundo, mudando nossa maneira de pensar e o modo como enfrentamos a realidade. Nada irá acontecer se não lutarmos pela restauração da integridade da nossa alimentação, o que só será possível se nos protegermos contra os desatinos ambientais da indústria e da agricultura, contra os muitos vícios institucionais e contra nossa preguiça. Sempre podemos ter atitudes positivas, como:

- lutar pela diminuição do emprego de adubos químicos e pressionar para que sejam utilizados compostos orgânicos, que enriquecem o solo em vez de empobrecê-lo;
- recusar produtos geneticamente modificados, cujas configurações moleculares são estranhas ao nosso organismo;
- abrir cada vez mais espaço a produtos naturais, orgânicos, inclusive os relativos a gado, aves e peixes;
- dizer "não" a criatórios de peixes e a frangos criados em gaiolas diminutas. Sem a possibilidade de uma vida natural, que favorece a qualidade de carnes e derivados, esses animais são hoje carregados de hormônios e outras substâncias que não fazem absolutamente nenhum bem à saúde;
- evitar carne vermelha de gado criado em confinamento, terrivelmente empobrecida, ao contrário da saudável e rica carne de gado criado a pasto;
- criar o hábito de ler os rótulos de produtos, pesquisar sua origem, observar selos de qualidade, preferindo itens orgânicos e sustentáveis;
- manter-se informado.

Leite e intolerância à lactose

Mutação perturbadora

Multiplicam-se os casos de intolerância à lactose; no entanto, muitos distúrbios creditados a ela resultam, na verdade, de intolerância a proteínas do leite. Por incrível que pareça, a origem do problema também se vincula à qualidade do gado.

Todas as fêmeas, incluindo a mulher, produzem a proteína betacaseína A2. Mas o cientista agrícola Keith Woodford, com base em pesquisas, aponta que há cerca de 10 mil anos houve uma mutação no gado a qual estimulou a formação de uma proteína aberrante em algumas vacas de origem europeia, classificadas como A1, que produzem betacaseína A1. Tal proteína, presente no leite desses animais, tem sido relacionada com uma série de reações alérgicas e casos de autismo, morte súbita e diabetes tipo 1 em crianças, e a problemas coronários e neurológicos e colesterol elevado em adultos.

Woodford pressupõe que a intolerância ao leite seja uma consequência dessa variação genética, o que bem pode ser possível, pois mesmo indivíduos que toleram lactose têm se queixado de problemas associados ao leite.

O dr. Bob Elliott, professor de pediatria da Universidade de Auckland, levou em conta esses estudos ao observar um aumento do número de casos de crianças com diabetes tipo 1 (que precisa ser tratada com insulina) que moravam na Nova Zelândia, mas eram originárias de Samoa, em comparação com crianças que moravam em Samoa. Ele suspeitou que a ocorrência da doença correspondia a um efeito ambiental, e não a um fator genético, porque todas as crianças pertenciam à mesma origem étnica. Bob Elliott avaliou as diferenças e concluiu que realmente o problema era ambiental. Desse modo, o leite seria o responsável pelo diabetes tipo 1 que afetava as crianças.

O dr. Elliott questionou o instituto de pesquisa de laticínios da Nova Zelândia sobre uma leve diferença que porventura existisse entre os leites consumidos ali e em Samoa. A resposta foi que não havia diferença. Na realidade, havia uma pequena diferença, sim, mas em relação a caseína: pesquisas mostraram que a caseína do leite A1 é diabetogênica. E, assim, tudo se encaixa.

Muitas pessoas que se dizem intolerantes à lactose talvez sejam, na verdade, intolerantes à betacaseína A1.

Outro problema relativo ao leite A1 deve ser levado em consideração: ele libera um peptídeo, um pequeno fragmento de proteína chamado betacasomorfina 7 (BCM-7), que, caso chegue a atravessar mucosa estomacal e atinja a corrente sanguínea, possivelmente causará complicações. O corpo reage ao BCM-7 e, dependendo da genética de cada um, pode abrir as portas a diversas doenças.

Estudo recentíssimo publicado no *International Journal of Peptide Research and Therapeutics* mostra que crianças que excretam BCM-7 com mais rapidez apresentam melhor desenvolvimento neurológico e maior capacidade muscular em comparação a crianças que têm dificuldade de excretá-lo.

Atualmente, o manejo inadequado do gado parece estar contribuindo para agravar o quadro. Os animais deveriam ser criados livres, em campo fértil, alimentando-se basicamente de pasto. Mas, nos últimos setenta anos, a dieta foi incrementada com caroço de algodão, polpa de laranja, farelo de soja, ureia, sulfato de amônio, farinha de carne (já proibida), farinha de penas (proibida), fubá e – pasmem! – esterco de galinha (proibido, mas amplamente usado no Brasil, em criações clandestinas).

Com base em pesquisas, sabe-se hoje que todas as raças zebuínas, como gir, sindi, guzerá e a raça guernsey, não foram afetadas por mutação genética e ainda produzem leite A2 em níveis bem próximos a 100%. A guernsey, que já foi a raça leiteira mais criada no Brasil, só produz o leite A2. É seguida pela raça jersey, que produz 75% de leite A2 e 25% de leite A1 (alergênico). Já a holandesa produz 50% de leite A1 e 50% de leite A2.

Esta é uma questão importante: escolher leite e derivados de vacas predominantemente A2. O gir leiteiro, que hoje é o nosso produto genético mais exportado, pode muito bem ser a solução desse problema, tanto aqui como fora do país, se os produtores souberem trabalhar bem o produto. A Nova Zelândia já registrou o nome "A2 Milk" e está certificando laticínios e produtores que usem apenas leite A2 de gado criado a pasto. Trata-se de um bom exemplo a ser seguido. Seria muito interessante se pudéssemos ter no mercado leite A2 e produtos dele derivados facilmente reconhecíveis pelos consumidores.

BCM-7 E DOENÇAS

Há estudos interessantíssimos realizados pelo professor Robert Cade na Universidade da Flórida, Estados Unidos, mostrando que o BCM-7 está envolvido com sintomas de autismo. Outros estudos evidenciam a participação de BCM-7 na destruição de ilhotas do pâncreas, produtoras de insulina.

Pode-se observar que a sequência de aminoácidos das ilhotas do pâncreas é muito similar à do BCM-7. Como sabemos que o diabetes tipo 1 é uma doença autoimune, isto é, em que o organismo ataca a si próprio, presume-se que ele tente atacar o BCM-7 e, ao identificar a sequência de aminoácidos das ilhotas como BCM-7, também as ataca.

Em relação ao autismo, doença crescente nos Estados Unidos, já foi observado que os pacientes apresentam melhoras significativas quando param de consumir leite A1 e produtos com glúten. Diversos grupos estudam o assunto, mas ainda não se chegou a resultados definitivos.

Há ainda uma suposição de que doenças psicotrópicas, como transtorno bipolar, depressão crônica e esquizofrenia, podem estar relacionadas com o BCM-7.

Em relação a doenças cardíacas, há evidências de que estejam associadas ao BCM-7. Nos países onde ocorre alta incidência de doenças cardíacas, a betacaseína A1 é bastante consumida. Sabe-se ainda que, se alimentarmos um grupo de ratos com leite A1 e outro com leite A2, ocorre formação de placas arteriais no grupo do leite A1, enquanto no outro grupo não.

Hoje admite-se que as doenças cardíacas são complicações autoimunes essencialmente causadas por inflamação nas artérias. Portanto, quem consome leite e derivados com muita frequência está mais predisposto a doenças cardíacas se o leite consumido for do tipo A1.

As muitas faces da gordura

Múltiplo prazer

Hoje em dia, a maioria das pessoas tem vida sedentária e faz uso de comida processada ou para viagem. A comida cozida e/ou preparada na hora é artigo de luxo. Na medida em que o estilo de vida mudou, ganhamos peso. E culpar a gordura, especialmente a de origem animal, acaba sendo uma saída fácil. Ela tornou-se a razão pela qual acumulamos quilos e ficamos doentes. Como resultado, banimos a gordura animal das nossas vidas. A manteiga e a banha desapareceram das cozinhas: retiramos a gordura da carne antes de cozinhá-la, escolhemos de preferência carnes magras. Trocamos as gorduras animais tradicionais por óleos vegetais e deglutimos tudo que tenha um rótulo de "baixo teor de gordura". Sacrificamos todo o sabor e o prazer e, mesmo assim, não perdemos peso nem melhoramos nossa saúde.

É na América do Norte, em particular, que a gordura é mais demonizada. As culturas que celebram os prazeres da mesa parecem capazes de desfrutá-la e mesmo assim manter um estilo de vida saudável. Os franceses, por exemplo, costumam exagerar na gordura ao mesmo tempo em que mantêm o peso. O que os mantém magros, apesar do seu amor pela comida, é o hábito de consumir porções modestas e evitar lanches entre as refeições. Eles são um modelo, mas, na medida em que a juventude francesa adota os maus hábitos de lanchar, comer correndo e consumir comidas industrializadas cheias de gordura escondida, o inevitável começa a ocorrer: já estão ganhando peso.

Em nenhuma época fomos tão obsessivos por dietas, exercícios e eliminação da gordura da alimentação quanto hoje. E nunca estivemos mais gordos ou insalubres. Observe como a forma que abordamos a comida é esquizofrênica: se desfrutamos uma refeição que tem muito sabor, e portanto gordura, nos punimos com uma salada com molho de baixa gordura vindo de uma garrafa. Há algo fundamentalmente errado quando, numa sociedade abastada, tememos o que encontramos em nossos pratos, enxergando a comida como veneno. Eu argumentaria que não estamos apenas com medo da gordura, mas também do prazer. Comer é essencial para a vida e é um prazer que podemos compartilhar com nossos amigos e desfrutar em público. Deveria ser uma experiência feliz, não uma provação.

SEM O BRILHO DE ANTIGAMENTE

Desde o início da história humana até a metade do século passado, a palavra *gordura* tinha conotações positivas. As pessoas viviam da "gordura da terra" e todos ficavam felizes em receber um "salário gordo". A gordura era valiosa e útil. A melhor carne era bem marmorizada, tinha um bom revestimento de gordura, e somente o frango mais gordo era escolhido para a panela. A gordura era parte integral da dieta, e aqueles que não a comiam em quantidade suficiente eram doentios. Entre eles, as mortes eram mais comuns. As pessoas que viviam em condições extremas, como os inuítes e os massais, somente sobreviviam porque sua comida era rica em gordura. Comer gordura e ser um pouco roliço era sinal de prosperidade, saúde e beleza. Ninguém queria ser magro.

De acordo com Jean-Anthelme Brillat-Savarin, gastrônomo francês que viveu entre os séculos XVIII e XIX, autor de *Fisiologia do gosto* (sobre alimentos do início do século XIX), "toda mulher magra quer ficar gordinha: essa é uma jura que nos foi feita mil vezes".

Hoje, a nós soa estranha a observação de Savarin, já que, ao menos aparentemente, quase todos estão em dieta ou prestando atenção na balança. A gordura não mais é vista como valiosa, admirada ou associada à riqueza, e ser gordinho é considerado um risco para a saúde. Nosso medo de engordar leva-nos a escolher carnes e frangos magros.

O modo como o significado de gordura mudou consideravelmente em apenas algumas gerações é uma história interessante. Suas raízes estão na preocupação com a saúde. Nos anos 1950, a doença coronária cardíaca destacou-se como a maior causa de morte. Os cientistas buscavam razões para explicar o fenômeno, e uma hipótese sugeriu que o aumento da ocorrência de doenças cardíacas apresentava estreita ligação com os níveis de colesterol no sangue. Não demorou para surgir a teoria de que o aumento do consumo de gordura animal elevava os níveis de colesterol e resultava em doenças cardíacas. A ligação entre colesterol, gordura saturada e doenças coronárias era somente associativa, não causal, e não explicava o fato de que em algumas populações de dietas ricas em gorduras animais (como franceses e inuítes) não se encontravam altas taxas de doenças cardíacas.

Passaram-se vinte anos sem que a ciência provasse de modo conclusivo qualquer ligação entre o uso de gorduras saturadas e a ocorrência de doença cardíaca, mas a teoria persistiu, ganhando credibilidade apenas em 1977, quando o Congresso dos Estados Unidos a endossou. Foi então recomendado aos americanos, pela autoridade governamental, que reduzissem o consumo de gordura em nome da saúde. Milhares de anos de história que mostravam a importância da gordura animal em nossa dieta foram, assim, ignorados. E passamos a chamar a gordura animal de "gordura assassina".

Muitos especialistas ainda promoviam a dieta que incluía ovos, carne e gordura animal, mas suas vozes foram superadas pelo trombetear das novas "verdades" anunciadas pela indústria e pela ciência. "Baixo teor de gordura" e "sem gordura" tornaram-se os novos mantras, e, já que ninguém quer morrer um segundo antes do absolutamente necessário, tratamos de obedecer, substituindo gorduras animais com colesterol por gorduras novas produzidas pelo homem.

GORDURAS BARATAS

A primeira gordura produzida pelo homem foi a margarina, criada em 1869 para substituir a manteiga. Embora mais barata que a manteiga, não fez sucesso imediato. No começo do século XX, a banha, o sebo, a gordura de frango e a manteiga eram as principais gorduras usadas nas cozinhas. Com a descoberta da extração de gordura de plantas e o desenvolvimento do processo de hidrogenização, o número de gorduras industriais se multiplicou, e elas tornaram-se cada vez mais baratas. Embora as pessoas se acostumassem a elas com lentidão, a indústria alimentícia as amava: eram baratas e aumentavam a vida útil de produtos assados e fritos; logo foram incorporadas aos produtos alimentícios e às comidas preparadas.

Quando a velha e conhecida gordura animal veio a ser associada com doenças cardíacas, as novas gorduras foram divulgadas como alternativas saudáveis, e suas vendas decolaram. Até o final do século XX, os vários tipos de gordura animal foram eliminados da lista das gorduras mais populares na culinária: todos haviam sido substituídos por óleos vegetais.

A campanha contra a gordura animal foi muito bem-sucedida e não se restringiu só às gorduras usadas para cozinhar. A obsessão com a gordura migrou para nosso corpo: "é imperativo emagrecer e, para isso, deve-se cortar gorduras" – diziam a mídia, os entendidos em saúde e os governos. Em nome disso, rejeitamos a carne marmorizada, a carne gordurosa de aves e porco; os produtores responderam a isso criando animais mais magros. Hoje, poucos de nós podem olhar uma fatia de *pancetta* ou considerar um filé de carne bem marmorizada sem sentir um pingo de culpa – ou pior, de medo –, mesmo que a *pancetta* e o filé sejam bem mais magros do que trinta anos atrás.

O medo da gordura se estende a tudo – em especial à manteiga. Recentemente os cientistas anunciaram sucesso na criação de uma vaca capaz de produzir leite com baixo teor de gordura – temo que, a longo prazo, se persistirem sandices como essa, não haverá mais creme de leite ou manteiga.

"Você nunca pode ser rico demais ou magro demais", disse certa vez a duquesa de Windsor, o que revela a essência de uma nova maneira de pensar a gordura física numa sociedade abastada.

A gordura também foi atacada em outra frente. Não apenas era considerada ruim para a saúde, como se tornou socialmente inaceitável. Na América do Norte, uma sociedade abastada, lotada de comida barata e farta, ser gordo é comum e não mais representa riqueza. Ser magro é ser lindo, rico, bem-sucedido e poderoso: essa é a mensagem reforçada diariamente pela propaganda, pela televisão, pelo cinema e pela indústria da moda. O seu peso revela de que lado você está: rico ou pobre, poderoso ou impotente, com ou sem autoestima. A gordura coloca-se, assim, num emaranhado de preocupações com a saúde, a estética, a política e os princípios morais. Como poderíamos deixar de ceder a essa mensagem, bombardeados de todos os lados pela indústria alimentícia, pelas celebridades médicas, pela ciência, pelo governo e pela mídia?

A quantidade de gordura animal em nossa dieta tem diminuído: nós comemos menos de 1/4 da manteiga e 1/5 da banha que comíamos em 1900. Os interessados alegam ser essa a razão da queda nos índices de mortes causadas por doenças cardíacas hoje em dia. Não dá para enganar todo mundo o tempo todo: basta uma olhada nos dados mais de perto para constatar que isso é consequência da melhora dos cuidados médicos, pois, na verdade, as taxas reais de doenças cardíacas não têm diminuído. Além disso, o número de obesos, diabéticos e cancerosos está em ascensão. Algo deu muito errado...

A CIÊNCIA DA GORDURA

A relação entre o que comemos e como reagimos aos alimentos é muito complexa. Ela formou-se ao longo de eras, e não creio que fomos espertos ao riscar milhares de anos de evidências empíricas de como a gordura animal é importante em nossa alimentação. A gordura animal não matou nossos ancestrais. Não há como provar a ligação entre dieta com baixo teor desse tipo de gordura e boa saúde e vida longa, e muito menos com a mágica de nos tornarmos lindos, ricos ou poderosos.

Após décadas como alvo de impiedosa propaganda, a gordura tornou-se um inimigo mortal. Literalmente. Porém, a maior parte do que pensamos sobre ela simplesmente não é verdade. Chega de sofrimento inútil. Devemos reavaliar o que colocaram em nossas cabeças.

Todas as gorduras animais são saturadas. Errado.
Comer gordura nos torna gordos. Errado.
Uma dieta com pouca gordura é saudável. Errado.

APRENDENDO UM POUCO MAIS

- Todas as gorduras são lipídeos, isto é, não são solúveis em água. Por isso podemos colhê-las da superfície dos líquidos.
- Não existe uma gordura totalmente saturada ou insaturada: toda gordura é uma combinação de ácidos graxos saturados e insaturados.
- O corpo fabrica outros tipos de ácidos graxos, mas não ácidos graxos essenciais, como o ômega 3, que devem ser retirados dos alimentos.
- O comprimento da cadeia do ácido graxo também é importante. Ácidos graxos com cadeias curtas e médias são rapidamente metabolizados, enquanto o organismo tende a estocar ácidos graxos com cadeias mais compridas.
- Ácidos graxos saturados possuem cadeias completas, com todos seus pares de átomos de hidrogênio. Por isso, são firmes em temperatura ambiente e muito estáveis.
- Ácidos graxos saturados, como o ácido esteárico, encontrado em gordura de vaca e cordeiro, são menos vulneráveis ao calor e ao oxigênio e não se deterioram com facilidade.

- Ácidos graxos monossaturados são mais moles que gorduras saturadas em temperatura ambiente porque neles falta um par de moléculas de hidrogênio. São estáveis e demoram a ficar rançosos.
- O ácido graxo monossaturado mais comum é o ácido oleico, encontrado em gordura de porco e de vaca.
- Os ácidos graxos poli-insaturados tornam-se líquidos em temperatura ambiente. São muito frágeis e se estragam com facilidade.
- Os ácidos graxos trans são gorduras criadas quando ácidos graxos líquidos ou poli-insaturados se solidificam em temperatura ambiente pela adição de hidrogênio. Em geral são fabricados, exceto o ácido graxo trans natural (ácido linoleico conjugado, ou ALC), encontrado na manteiga e na gordura dos ruminantes. Essa gordura trans natural é boa para nós, pois combate o câncer e previne o ganho de peso e as doenças cardíacas. O ALC era a única gordura trans que comíamos até o século XX, mas agora consumimos enormes quantidades de ácidos graxos trans produzidos pelo homem, os quais encontram-se, sobretudo, em produtos alimentícios industrializados.
- É possível hidrogenar qualquer gordura – como a banha, por exemplo –, para prolongar sua vida útil. A maioria dos ácidos graxos trans que comemos encontra-se em óleos vegetais hidrogenados.
- O colesterol liga-se sempre à gordura animal. Com frequência é descrito como uma substância gordurosa, mas, na verdade, é um esterol, ou tipo de álcool, encontrado na proteína animal.
- As membranas celulares e grande parte do cérebro são feitos de colesterol. Os órgãos vitais precisam de colesterol para funcionar, e o usamos para reparar os mais diferentes tecidos do corpo.
- Colesterol é importante para a saúde. Estudos recentes relacionam níveis baixos de colesterol a certas doenças, como depressão, e ao risco aumentado de infecção.
- Nosso entendimento sobre colesterol está em contínua evolução. A taxa ideal de colesterol é acirradamente debatida, bem como os efeitos

dessa substância contida em nossa dieta e em nossa corrente sanguínea, seja ele a lipoproteína de alta densidade (HDL – o chamado "bom colesterol") ou a lipoproteína de baixa densidade (LDL – conhecido como "colesterol ruim").

A GORDURA NA COZINHA

Desde que os humanos produziram fogo pela primeira vez, a gordura se mostrou importante no ato de cozinhar pois.

- mantém a comida suculenta sob o calor do forno e evita que grude na panela;
- dá sabor aos alimentos – sem ela, a carne não seria tão gostosa;
- acrescenta aos alimentos uma cor dourada, nuances caramelizadas e textura crocante, irresistíveis apelos à visão e ao paladar;
- é usada para besuntar e amaciar carnes magras, que, se forem cozidas sem sua gordura externa, tornam-se duras e secas;
- é utilizada como solvente de muitos aromas e sabores que não seriam liberados sem ela.

As melhores gorduras para todos esses procedimentos são as que têm maiores quantidades de ácidos graxos saturados e monossaturados, porque, ao contrário dos óleos vegetais, que tipicamente contêm grandes quantidades de ácidos graxos poli-insaturados, elas são estáveis e não ficam facilmente rançosas quando aquecidas. As que suportam altas temperaturas são indispensáveis para fritura.

A GORDURA NO ORGANISMO

Ela é o combustível predileto do corpo, provendo-o com mais que o dobro da energia que a mesma quantidade de carboidratos e proteínas oferece.

Além disso, ajuda a absorver nutrientes como o cálcio e as vitaminas A, D, E e K, que precisam dela para se tornarem solúveis.

Gordura e proteína encontram-se juntas na natureza porque a primeira ajuda a digerir a segunda. Logo, faz sentido comer um bife bem marmorizado ou um frango assado com pele crocante. Mas é sempre bom lembrar que devem ter origem de qualidade comprovada!

Uma vez que a gordura é digerida lentamente, comê-la sacia a fome e permite que se reduzam os lanches entre as refeições. Com as gorduras corretas, certamente perdemos peso, o que, à primeira vista, parece impossível.

Cientistas acreditam que temos um receptor degustativo para a gordura e especulam que ela seja o sexto sabor. Pura, pode pertencer ao grupo dos sabores salgado, doce, azedo, amargo e umami (associado com aminoácidos, elementos constituintes da proteína), os cinco sabores que governam o gosto que sentimos da comida.

Independentemente de ser ou não o sexto sabor, encerro a minha defesa: a gordura é essencial na cozinha. Vamos fritar as batatas em banha, os pastéis em gorduras animais verdadeiras, untar o pão com manteiga, grelhar bifes bem marmorizados.

Efeitos especiais

- O óleo de linhaça (ácido alfalinoleico) não tem no organismo efeito equivalente ao ômega 3 de origem marinha. Portanto, um não substitui o outro.
- O EPA e o DHA são mais rapidamente incorporados ao plasma da membrana lipídica, produzindo resultados mais rápidos do que o óleo de linhaça.
- Estudos experimentais sugerem que o consumo de 3 a 4 g diárias de óleo de linhaça equivale ao de 0,3 g (300 mg) diárias de EPA.
- Altas reservas de ácido linoleico, comum em vegetarianos, costumam retardar a formação de gordura de ômega 3, como EPA e DHA a partir do ácido alfalinoleico, o que não é conveniente.

Gordura e saúde

Cada célula do corpo precisa de gordura, substância que protege o fígado e dá suporte ao sistema imunológico, ajudando a combater doenças. Preserva a saúde da pele e dos cabelos, regula o sistema digestivo e dá sensação de saciedade. O cérebro e os hormônios dependem dela para funcionar.

Após trinta anos de redução do consumo de gorduras animais, e levados por interesses comerciais e opiniões de "pseudoexperts" no assunto, não somos mais saudáveis do que éramos. Somos apenas mais pesados! A verdade é que dietas com pouca gordura deixam as pessoas famintas, deprimidas e propensas a ganhar peso e doenças. Reduzimos a gordura animal na dieta, mas aumentamos o consumo de açúcares e outros carboidratos refinados. E então ficamos surpresos quando engordamos. É óbvio!

Até recentemente acreditava-se que a gordura e a proteína faziam engordar, enquanto amidos e açúcar geravam satisfação. Que bela trapalhada! É exatamente o contrário. Jean-Anthelme Brillat-Savarin escreveu: "A segunda maior causa de obesidade jaz nos amidos e nas farinhas que o homem usa como base da nutrição diária. Como já afirmamos, todos os animais que vivem de alimentos farináceos ficam gordos, querendo ou não, e o homem segue a regra comum.".

O dr. Robert Atkins, talvez o mais famoso proponente moderno da ideia de que a gordura não faz engordar, mas sim os carboidratos, experimentou o sucesso com sua dieta baseada nessa verdade.

A quantidade total de gordura em nossa dieta tem aumentado, apesar da redução do consumo de gorduras animais, substituídas pelas hidrogenadas. Estas são produzidas pelo homem e repletas de gorduras trans, as quais o corpo tem dificuldade de processar e, por isso, as armazena nas células adiposas. Isso aumenta os níveis de colesterol LDL e abaixa os de HDL. Também interfere na produção de insulina, promovendo o diabetes e a obesidade. Entende-se agora quanto são perigosas as gorduras trans. Tanto que, em 2002, o Instituto Americano de Medicina declarou não haver nenhum nível seguro de gordura trans em nossa alimentação.

Outras gorduras dietéticas usadas na cozinha, em substituição às gorduras animais, são óleos poli-insaturados. Esse tipo de gordura não hidrogenada é muito instável e oxida com facilidade, especialmente quando aquecido. Portanto, não é bom para cozinhar. Gordura oxidada faz mal à saúde, danifica o DNA das células. Ácidos graxos poli-insaturados também são perigosos porque deprimem o sistema imunológico. Seu consumo crescente tem afetado o equilíbrio dos ácidos graxos essenciais ômega 3 e ômega 6 no organismo. Uma proporção ideal seria por volta de 1:2 – o dobro de ômega 3 em relação ao ômega 6. Mas, ao substituir a gordura animal por óleos vegetais ricos em ácido linoleico, que é um ômega 6, muitos de nós agora consomem até vinte vezes mais ômega 6 do que ômega 3.

O excesso de ômega 6 tem sido relacionado a câncer, doenças cardíacas, danos hepáticos, problemas de aprendizagem, ganho de peso e mal funcionamento dos sistemas imunológico, digestivo e reprodutivo. Enquanto o consumo de ômega 6 aumenta vertiginosamente, as fontes de ácidos graxos ômega 3 estão desaparecendo.

A carne de vaca, o leite e seus derivados, excelentes fontes de ômega 3, devem ser provenientes de gado criado a pasto, livre no campo. Carne e derivados de gado criado em confinamento, alimentado com dieta rica em grãos, estão repletos de ômega 6, que, além de desequilibrar a relação que deveria ter com o ômega 3, ainda inibe sua absorção pelo organismo.

Na medida em que a comida fica mais abundante e barata, aumenta-se o consumo calórico. Mas, ao longo dos anos, as fontes de calorias mudaram radicalmente. Comemos mais gorduras trans, açúcares, alimentos industrializados e grandes quantidades de óleos vegetais. É preciso parar e pensar sobre o que levamos à mesa e por quê.

A gordura animal se apresentava como parte importante da nossa dieta até muito recentemente. Reduzir seu consumo não nos fez mais saudáveis, só roubou o sabor da comida. Gordura animal não se traduz como a terrível sentença de morte que tentam nos vender. Ao contrário: há muitos benefícios à saúde associados às gorduras boas.

A VOLTA À GORDURA ANIMAL

Estou confiante nos dados científicos que apontam nossa necessidade de voltar à gordura animal. Mas ainda há muito a ser reconquistado. O medo de que a gordura prejudique a saúde está gravado em nossa consciência. Somos de uma geração que sabe tudo sobre o azeite, mas não tem ideia alguma sobre o sabor de uma manteiga de qualidade, muito menos sobre o que fazer com banha ou sebo. Uma das coisas que espero com este livro é convencer você de algo que nossos ancestrais sabiam por experiência própria: a gordura animal é boa.

> *O tempo mudou nossa dieta e nosso modo de pensar a comida. Um bom assado passou a ser um amontoado de proteínas, gorduras, carboidratos, vitaminas, sais minerais e outros compostos que tanto podem ser bons para a saúde como podem matar.*

É necessário rever o modo como nos relacionamos com o que levamos à mesa. Estar cada vez mais desligados da fonte dos alimentos tem nos tornado ignorantes sobre a comida em todos os níveis, desde como comprá-la e cozinhá-la até o que devemos comer. Somos uma geração com grande domínio em inúmeras áreas da vida, mas absolutamente perdida quando se trata de comida.

Não acho necessário conhecer a fundo tudo que se refira a alimentos. Mas devemos saber preparar uma refeição simples, nutritiva e saudável.

Talvez essa seja a ação mais básica e importante que qualquer um de nós deva realizar. Afinal, saúde é vida com qualidade. Todos precisamos comer e, sabendo como cozinhar, entendemos o que estamos comendo; assim, manteremos o controle sobre a cultura da boa comida, a chamada comida "de verdade". Se não agirmos, as próximas gerações serão tentadas a deixar esse controle nas mãos dos grandes produtores de alimentos.

Não ter tempo não é desculpa – precisamos criar o tempo. Até porque o ato de cozinhar e partilhar uma refeição é essencial para a humanidade, faz parte do que nos torna humanos. Através desses atos, formam-se elos, promovem-se amizades e ocorre a troca de ideias. É uma das pedras fundamentais da civilização. Compartilhar informações sobre a comida significa ser participante ativo, o oposto daquele espectador passivo de celebridades que são *"chefs"*, mas que, na hora H, encomenda uma refeição para viagem.

É importante saber de onde vem a comida, respeitar os animais que trocam sua vida pela nossa e saber cozinhar tirando deles o que há de melhor, incluindo a gordura. Temos que reconquistar a responsabilidade pelo que comemos. Apreciar e desfrutar a comida restaura nossa saúde, os prazeres da mesa e a cultura, os quais estamos a um passo de perder.

A INSUBSTITUÍVEL MANTEIGA

Um dos mais antigos tipos de gordura animal usado como alimento, a manteiga é feita a partir do leite de vaca e de outros mamíferos, como cabra, búfala e ovelha. Quando obtida de animais criados a pasto, apresenta altas concentrações de vitamina A e de ácido linoleico conjugado (ALC), bem conhecidos pelos benefícios que trazem à saúde. Sua gordura tem propriedades antimicrobianas que inibem o crescimento de fungos patogênicos. Seus altos índices de ácido láurico a colocam entre os alimentos com grande poder antivirótico.

Na cozinha, a manteiga é uma gordura muito útil e bastante versátil. Uma pequena quantia acrescenta sabor a tudo que comemos. Também é conhecida como excelente transportadora de sabor: combine-a com alho e ervas, ou açúcar e laranja, e verá que ela ajuda a incorporar esses sabores ao alimento que está sendo preparado.

A manteiga é única no mundo da gordura. Diferente de outras gorduras animais, ela não requer que matemos sua fonte para obtê-la. Na verdade, ela surge pelo trabalho de nossas mãos manipulando o leite. Qualquer um que tenha se distraído ao bater creme de leite sabe como ele rapidamente se transforma em manteiga. Batido por tempo demais, o creme de leite se transforma de espuma estável a uma combinação de glóbulos gordurosos e um líquido amanteigado, ou leitelho. Esses glóbulos gordurosos não são gordura pura, mas uma emulsão de gordura de manteiga, água e sólidos de leite.

O conteúdo de gordura da manteiga natural é de aproximadamente 82% – esse é o padrão europeu para a manteiga, embora possa chegar 86%, dependendo da vaca e de como ela se alimenta. Na América do Norte, o conteúdo de gordura mínimo está estabelecido em 80% e, portanto, a água é frequentemente adicionada para diminuir a gordura da manteiga até o mínimo legal. Os outros 20% da manteiga constitui-se, na maior parte, de água – cerca de 18%, o que explica o chiado quando a manteiga entra em contato com a panela quente. O restante se compõe de sólidos de leite.

> *Gordura muito complexa, a manteiga contém mais de 500 ácidos graxos e 400 compostos voláteis que contribuem para seu sabor.*

A raça e a alimentação da vaca, bem como a estação do ano em que o leite é tirado, são fatores que afetam o sabor, a textura e o aspecto visual da manteiga. Não se esqueça de que a manteiga é sazonal, como muitos outros produtos. Na primavera e no início do verão, tem um tom mais forte de amarelo porque o capim que as vacas comem nessa época do ano apresenta uma porcentagem alta de carotenos alaranjados e amarelos. O pasto está também cheio de ervas e flores, emprestando à manteiga tons florais e herbáceos. No inverno, a dieta da vaca é suplementada com forragem e, portanto, a manteiga é pálida e mais rica em gordura, com sabor brando.

Antes do advento da refrigeração, a manteiga era altamente salgada para enfrentar o transporte entre vilas e cidades sem estragar. Mesmo assim, ficava rançosa com frequência e às vezes sofria adulteração. Somente quem vivia no campo e tinha sua própria produção desfrutava do sabor da manteiga fresca. Afortunadamente, a nossa manteiga não mais é adulterada, já que é altamente regulada e produzida em larga escala. Mas o mesmo sistema que garante um certo padrão também resulta na uniformidade das diferentes marcas do produto. A manteiga que chega à nossa mesa quase sempre foi congelada por longos períodos, podendo ter meses de idade antes mesmo de chegar aos pontos de venda. Portanto, o sabor delicado da manteiga é tão facilmente destruído que a maioria de nós não conhece o gosto de uma manteiga fresca de vacas alimentadas a pasto.

A manteiga boa é acetinada, cremosa sob a faca, e esbanja uma infinidade de sabores quando colocada na boca. Esses sabores, que vão do delicado e doce até o picante, maduro e complexo, são determinados pelo sabor do creme de leite e pelo modo como ele é manuseado e batido. A manteiga feita com creme de leite fresco é mais branda em sabor; portanto, é frequentemente chamada de "doce". Não é doce como o açúcar, mas não tem nada do picante ou da profundidade da manteiga de cultura. A manteiga de cultura é feita de creme de leite maturado ou de creme de leite ao qual se adicionam culturas láticas antes do batimento. Isso dá a ela um sabor mais complexo e suavemente ácido, que lembra nozes. Os sabores naturais da manteiga eram comuns no passado, antes da pasteurização. Quanto mais maturado for o creme de leite, mais desenvolvido será o sabor da manteiga.

Ambas as manteigas, doces e de cultura, podem ser salgadas – a manteiga com sal está sendo redescoberta atualmente. O sal ajuda a dar sabor e a preservá-la. Às vezes é usado para mascarar sabores negativos. A quantidade de sal que é adicionada varia de quase nada até 3%. A manteiga salgada pode ter um conteúdo de gordura mais baixo do que a manteiga sem sal e, por essa razão, a manteiga sem sal costuma ser indicada para determinadas receitas. As mais gordurosas, com conteúdo menor de água, são mais firmes e melhores para cozinhar e assar.

A manteiga com sal é frequentemente considerada como inferior, mas isso não é sempre verdade. A vantagem do uso de manteiga sem sal é permitir ao cozinheiro o controle da quantidade de sal que será acrescentada à receita. A manteiga com uma pequena quantidade de sal, ou *demi-sel*, como dizem os franceses, pode ressaltar o sabor do alimento ao qual é acrescentada. Se duvidar disso, experimente manteiga levemente salgada em uma torrada com geleia e veja como se comportam e completam o sabor de ambos. Não é apenas o sal fino marinho que pode ser adicionado à manteiga. Cristais de sal grandes e irregulares, misturados à ela no final de seu preparo, garantem que se consiga uma textura quase granulada. Quando essa manteiga derreter na sua boca ou sobre seu peixe ou batatas, vai ressaltar sabores.

> *Manteigas de qualidade expressam o que os franceses chamam de* terroir, *ou essência única de um lugar, e você pode distingui-las pelos seus sabores.*

Não é de hoje que a manteiga francesa é considerada um marco de qualidade. Várias manteigas francesas têm sido certificadas com Appellation d'Origine Controlée (AOC), como muitos vinhos e queijos. A manteiga com sal é tradicional na Bretanha, a única região da França que usa exclusivamente a manteiga salgada, até em assados e sobremesas. O creme de leite é batido vagarosamente, em pequenos lotes, e, no final, quase sempre à mão, o que dá ao produto sabor e textura superiores. Muitos *gourmets* consideram a manteiga *Echiré*, que ainda é feita em pequenos recipientes de madeira, a melhor do mundo. Os franceses, entretanto, não detêm o monopólio da boa manteiga. Pequenos produtores em outros países europeus e americanos também estão produzindo manteiga gostosa de alta qualidade.

Forte, gordurosa e cheia de calorias e colesterol, a manteiga não tem recebido menção honrosa na mídia há muito tempo. Composta em sua maior parte por gordura saturada, é menos indicada para cozinhar do que outras gorduras saturadas, em grande parte por causa dos sólidos de leite que contém. Embora esses sólidos limitem sua utilidade na cozinha, são a razão de a manteiga ser tão saborosa.

Muitos dos ácidos graxos saturados da manteiga são de cadeias curtas ou médias, o que significa que o nosso corpo os usa rapidamente, em vez de armazená-los em nossos quadris. Há ácidos graxos na manteiga que fazem bem à saúde: os ácidos láurico e butírico fortalecem o sistema imunológico, enquanto os ácidos esteárico e palmítico baixam o colesterol LDL. A manteiga contém ainda cobre, zinco, crômio, selênio, iodo, lecitina e as vitaminas A, D, E e K, solúveis em gordura.

GORDURAS DA MANTEIGA	
Gordura saturada	50%
Gordura monossaturada	30%
Gordura poli-insaturada	4%

Os índices são aproximados e variam de acordo com a raça e a dieta do animal de que são provenientes. As gorduras não totalizam 100% porque a manteiga também contém água e sólidos de leite.

ÓLEO DE PEIXE REDUZ DOENÇAS CARDÍACAS

Um estudo realizado num período de três a cinco anos com 11.234 pacientes que sofreram infarto do miocárdio foi bastante esclarecedor. Os pacientes foram divididos em dois grupos. Um deles recebeu tanto ômega 3 (EPA) quanto ácido docosa-hexaenoico (DHA, da família do ômega 3), os quais não faziam parte da dieta do outro grupo. Observou-se que no grupo que recebeu os ácidos graxos houve uma redução de 20% na mortalidade total, 30% no risco de morte causada por complicações cardiovasculares e 45% no risco de morte súbita.

Outro estudo recente envolvendo idosos, com média de idade de 78 anos, estende os benefícios do ômega 3 a pessoas da terceira idade. Confirmou-se resultados significativos relacionados à concentração de ômega 3 e à doença cardíaca isquêmica fatal, e reduziu-se em 48% o risco de doença coronariana fatal. Em outras palavras: quanto mais ômega 3, menos doenças. A crescente evidência de que o consumo de ômega 3 reduz o risco de morte causada por doença cardíaca não pode ser ignorada.

A Associação Americana de Cardiologia recomenda suplementação de ômega 3, além do consumo de peixe ao menos duas vezes por semana, porque entende a dificuldade de atingir e manter índices ótimos desse ácido graxo apenas por meio da alimentação.

Nos últimos vinte anos, muitos estudos e investigações clínicas têm se debruçado sobre o metabolismo dos ácidos graxos poli-insaturados, de forma geral, e de ômega 3, em particular. Graças a isso, sabemos que o ômega 3 é essencial para o crescimento e o desenvolvimento normal dos seres humanos e tem papel importante na prevenção e no tratamento de doença coronariana arterial, hipertensão, diabetes, câncer, artrites, doenças inflamatórias e autoimunes.

Especificamente, seus efeitos benéficos já são constatados na prevenção e no controle de:

- doença cardíaca coronariana;
- hipertensão;
- diabetes tipo 2;
- doença renal;
- artrite reumatoide;
- colite ulcerativa;
- doença de Crohn;
- doença pulmonar obstrutiva crônica;
- hiperinsulinemia.

Gordura saturada

Uma paciente me escreveu: "Sou de uma família do interior de Minas. Lá em casa tínhamos o costume de cozinhar com gordura (banha) de porco, depois, por orientação médica, passamos a usar óleo de soja ou milho. Estou curiosa sobre uma observação que minha mãe fazia quando lavávamos os utensílios após as refeições. Ela dizia que o óleo se grudava muito mais nas vasilhas, pratos e panelas, bem mais do que quando cozinhavámos com banha de porco. Será que isso também ocorre dentro de nossas artérias e veias?".

Não soube dar a ela uma resposta definitiva, mas achei a observação muito interessante. De certa forma, há possibilidade de isso acontecer, já que se pode relacionar más gorduras com problemas cardiocirculatórios.

Além disso, sabemos que a gordura saturada boa, por apresentar triglicérides de cadeia curta ou média, é composta por moléculas pequenas que apresentam boa solubilidade em fluidos biológicos. Isso permite que seja absorvida no estômago e no intestino delgado, não requerendo lípase do suco pancreático para sua digestão. O transporte ao fígado é feito diretamente para rápida oxidação e geração de energia.

Os óleos vegetais, por sua vez, apresentam triglicérides de cadeia longa, que são moléculas grandes, precisam de lípase pancreática para sua digestão e não são biossolúveis, sendo absorvidos após serem reesterificados nas células intestinais em triglicérides. Eles são primeiro incorporados na forma de partículas insolúveis grandes, chamadas quilomícrons, pelas células intestinais. Depois atingem o fígado pelo sistema linfático e circulatório, dirigindo-se a todas as partes do corpo antes de chegarem ao fígado para a oxidação final. Com isso, são mais suscetíveis a se depositarem como gordura nas artérias e nas células e também a alterarem a composição do sangue.

Não é causa de doenças cardíacas

A gordura saturada, encontrada principalmente na carne e em produtos lácteos, tem sido regularmente aviltada pelos médicos e pela imprensa, mas novas análises de estudos já publicados não apontam relação clara entre seu consumo e riscos de desenvolver doenças cardíacas. Apesar disso, essa gordura costuma ser regularmente condenada por médicos e formadores de opinião que insistem em afirmar o poder que ela tem de danificar o sistema cardíaco.

Novas pesquisas abrem perspectivas diferentes e não dão respaldo a essa postura já tão entranhada na realidade das pessoas. Ao contrário: apontam claramente que não há evidências de que o alto consumo de gordura saturada exponha as pessoas a um maior risco de doenças cardíacas.

A demonização da gordura saturada começou em 1953, com um artigo do dr. Ancel Keys em que este ligava o consumo de gordura saturada à mortalidade por doença cardíaca. A interpretação equivocada desse artigo persiste até hoje como verdade irrefutável. Essa ideia, tão aceita pela comunidade médica e divulgada pela mídia, se arraigou com tal força na sociedade daquela época que ninguém ousava contestá-la, pois seria visto como um charlatão, mesmo que apresentasse inúmeras evidências em contrário. A partir daí, abriram-se as portas para a gordura trans.

A gordura trans tomou conta do mercado e reina na cozinha dos mal--informados sob as formas de margarina, óleos vegetais hidrogenados e parcialmente hidrogenados. Ao contrário da gordura saturada, é ela a grande vilã, capaz de causar problemas sérios à saúde.

A relação entre doença cardíaca e gordura saturada, no entanto, continua sendo pesquisada e reavaliada. Um trabalho recente revisitou 21 estudos que incluíam cerca de 348 mil adultos, dos quais foram avaliados os hábitos alimentares e a evolução da saúde por um período entre 5 a 23 anos. Não se constatou nenhuma diferença no risco de doença cardíaca e derrame entre pessoas com alto ou baixo consumo de gordura saturada.

Outro estudo recente, publicado em *The American Journal of Clinical Nutrition*, aponta que a redução de gordura saturada deve ser avaliada no contexto da substituição por outros macronutrientes, como carboidratos. A substituição de gordura saturada por grande quantidade de carboidrato, particularmente o refinado, pode exarcerbar a resistência à insulina e à obesidade, aumentando os triglicérides e o LDL colesterol, e reduzindo os benefícios do HDL colesterol. A essa altura, convém lembrar que a base da chamada "dieta ocidental" é exatamente assim: rica em carboidratos.

Quem quiser melhorar e preservar a saúde deve basicamente usar gorduras de qualidade, limitar o consumo de carboidrato refinado e reduzir o excesso de peso.

Nem toda gordura saturada é igual

Parte da confusão científica sobre esse tipo de gordura está no fato de o corpo ser capaz de sintetizar a gordura saturada necessária a partir de carboidratos. Essas gorduras saturadas são basicamente as mesmas presentes em alimentos com gordura animal. Mas apenas "basicamente".

Nem toda gordura saturada é exatamente igual. Há diferenças sutis que causam profundas implicações na saúde. Portanto, evitar todo tipo de gordura saturada pode ter sérias consequências.

Há na verdade mais de doze tipos diferentes de gordura saturada, mas as que predominam em nosso consumo são os ácidos esteárico, palmítico e láurico.

É bem estabelecido que o ácido esteárico, encontrado no cacau e em gordura animal, é convertido no fígado em gordura monoinsaturada, chamada ácido oleico, e não tem efeito sobre o colesterol. Já os ácidos palmítico e láurico elevam o colesterol total, mas também aumentam o bom colesterol, tanto ou mais que o mau colesterol, diminuindo, assim, o risco de doença cardíaca.

Você precisa de gordura saturada, cujas fontes básicas e de qualidade são:

- carnes vermelhas;
- leite e derivados;
- alguns óleos, como de coco e de palma.

ÓLEO E GORDURA DE COCO

São os mais saudáveis para consumo. Apresentam alto teor de ácido láurico, que combate vírus, bactérias e fungos, e não contêm gordura trans (mesmo em óleo de oliva encontra-se alguma gordura desse tipo). O óleo pode também ser usado sobre a pele, na prevenção de rugas. Infelizmente, há um conceito errôneo de que o óleo de coco é ruim por conter gordura saturada. Quase dois terços dessa gordura são ácidos graxos de cadeia média (classificam-se as gorduras como de cadeias curtas, médias ou longas, dependendo de quantas moléculas de carbono contêm) com propriedades antimicrobianas, que beneficiam o sistema imunológico e se digerem com facilidade pelo organismo para geração rápida de energia.

Depois do leite materno, o óleo de coco é a maior fonte de ácidos graxos de cadeia média, e muitos de seus benefícios decorrem exatamente do fato de possuirem esse tipo de cadeia. A maioria dos óleos do mercado contém ácidos graxos de cadeia longa.

O óleo de coco virgem é muito estável, não oxida nem se degrada com a rapidez dos outros óleos, apresentando vida média de cerca de um ano.

Longe de ser perigosa, a gordura saturada do óleo de coco promove a boa saúde. Algumas décadas atrás, com base em resultados inconsistentes de pesquisas sobre óleo hidrogenado de coco, iniciou-se um movimento poderoso contra a gordura saturada. E o óleo de coco, mesmo o que não era hidrogenado, recebeu dura condenação.

Óleos hidrogenados sofrem alterações em sua composição química original. Contêm gorduras trans, que aumentam o nível de colesterol e levam a doenças cardíacas e outros problemas de saúde.

Atualmente, a indústria do óleo ainda ataca todos os tipos de gordura saturada e promove enfaticamente as gorduras poli-insaturadas, como óleo de canola, soja, milho, girassol etc. Entretanto, todos esses óleos ficam rançosos com facilidade quando expostos ao oxigênio e produzem grandes quantidades de radicais livres no corpo. O que pouca gente sabe é que podem causar envelhecimento, tromboses, inflamações, câncer e ganho de peso.

Apesar de tudo, o óleo de coco recomeça a ganhar destaque, pois os pesquisadores têm observado sua influência positiva na saúde. Porém, o produto costuma apresentar variações de qualidade que se relacionam ao tipo de coco usado, ao processo empregado na produção, ao uso ou não de agrotóxicos na plantação etc. A maioria dos óleos de coco comerciais passa por processos de refino e desodorização e apresentam teores de produtos químicos herdados desses processos.

Sugiro que se valorize o óleo de coco orgânico, certificado, feito com frutos frescos e que não passe por processos de desodorização, refino ou hidrogenação. Preste atenção ao rótulo, conferindo os dados que garantem qualidade.

MAIS ENERGIA

Gorduras saturadas de origem animal e vegetal são energia na sua alimentação. Fornecem elementos básicos para as membranas celulares e uma variedade de hormônios (e substâncias que os simulam) e têm importância vital no organismo.

Quando a gordura é ingerida como parte da refeição, ela atua no sentido de diminuir a velocidade de absorção dos alimentos. Com isso, pode-se ficar mais tempo sem ter fome. Também participam do transporte de vitaminas lipossolúveis como as vitaminas A, D, E e K.

A gordura saturada ainda é necessária para converter caroteno em vitamina A, melhorar a absorção de minerais e viabilizar diversos processos biológicos. Conheça outras de suas propriedades:
- é o combustível preferido do coração, usado também durante o processo de queima de energia;
- atua como agente antiviral (ácido caprílico);

- é efetiva no combate a cáries, age contra a formação de placa bacteriana e tem ação antifúngica (ácido láurico);
- ajuda a reduzir o colesterol (ácidos palmítico e esteárico);
- modula a regulação genética e previne o câncer (ácido butírico).

SETE RAZÕES PARA CONSUMIR GORDURA SATURADA

1. Diminui os riscos de problemas cardiovasculares

A gordura saturada desempenha um papel importante na saúde cardiovascular. Adicioná-la à alimentação reduz o nível de uma substância chamada lipoproteína (a), que tem forte correlação com risco de doença cardíaca. As pesquisas têm mostrado que essa gordura também ajuda a perder peso, o que é saudável. Estudos comprovam que mulheres perdem peso quando se alimentam com grandes quantidades de gordura saturada.

2. Fortalece os ossos

O cálcio só é efetivamente incorporado aos ossos em presença da gordura saturada. Segundo a especialista em gordura saturada dra. Mary Enig, PhD, há casos que pedem um aumento de 50% de gordura saturada na alimentação para que esse processo ocorra.

3. Melhora a saúde do fígado

A gordura saturada protege o fígado do álcool e de medicamentos, incluindo o paracetamol e outras drogas comumente usadas para dor e artrites.

4. Ajuda a manter os pulmões saudáveis

Para os pulmões funcionarem bem, é necessário que seu espaço aéreo seja coberto por uma fina camada de surfactante pulmonar cuja gordura seja composta de 100% de ácidos graxos saturados. A substituição dessas gorduras cruciais por outros tipos de gordura torna a superfície surfactante falha e potencialmente causadora de dificuldades respiratórias.

5. Alimenta o cérebro

Nosso cérebro é formado basicamente de gordura e colesterol. A alimentação sem gordura saturada saudável favorece a ocorrência de disfunções cerebrais.

6. Facilita a adequada conexão do sistema nervoso

Certas gorduras saturadas presentes na manteiga, na banha, nos óleos de coco e de palma funcionam sinalizando mensageiros que influenciam o metabolismo neurológico, incluindo o processo essencial de liberação de insulina.

7. Fortalece o sistema imunológico

Gorduras saturadas provenientes da manteiga e do óleo de coco desempenham importante papel na saúde imunológica. A perda da quantidade mínima de ácidos graxos saturados nos glóbulos brancos altera sua habilidade em reconhecer e destruir invasores como vírus, bactérias e fungos.

O ELO ENTRE GORDURAS TRANS E DOENÇA CARDÍACA

Há uma associação clara entre gordura e doença cardíaca. O alimento primariamente processado associado com gordura trans é o açúcar, especificamente a frutose. Acontece que diversos estudos não fazem distinção clara entre gordura trans e gordura saturada. Ancel Keys e outros pesquisadores falharam em suas análises por não controlarem cada uma dessas variáveis. Se tivessem sido mais criteriosos ao analisar frutose, gordura trans e gordura saturada, teriam encontrado a verdadeira resposta.

A frutose e a gordura trans aumentam o LDL, o mau colesterol, enquanto diminuem o HDL, o bom colesterol. Isso é exatamente o oposto do necessário para a manutenção da boa saúde cardíaca e causa obstrução de artérias, diabetes tipo 2 e outros problemas sérios.

Nosso corpo necessita de alguma quantidade de gordura saturada para se manter saudável. É impossível atingir níveis nutricionais adequados ao se adotar uma dieta sem a presença dessse tipo de gordura. Estudos apontam que muitas pessoas conseguem viver bem com baixo consumo de gordura saturada, mas outras têm maior necessidade dela para se manterem saudáveis. Na verdade, os indivíduos respondem biologicamente de formas diferentes. Cada um é um ser único, especial, o que justifica diferentes reações e confirma a teoria dos tipos metabólicos. Segundo essa teoria, 1/3 da população reage bem à gordura saturada e precisa que ela esteja inclusa na dieta.

Gorduras e boa saúde

Lembre-se: você precisa de certa quantidade de gordura saturada e, ao mesmo tempo, deve evitar outras variedades nada saudáveis de gordura. O modo mais simples de se conseguir isso é cortar alimentos processados, como açúcar, carboidratos e gorduras perigosas. Recomendo:

- usar manteiga orgânica em vez de margarina e óleos vegetais;
- usar óleo de coco para cozinhar e como suplemento alimentar. Ele é, de longe, bastante superior a qualquer outro óleo e traz muitos benefícios para a saúde em geral;
- atentar para que o óleo de oliva só seja usado ao natural, em alimentos como saladas e peixes. Jamais para cozinhar, porque se transforma em gordura trans;
- seguir a dieta recomendada ao seu tipo metabólico;
- garantir um bom aporte de gordura saudável, como a contida em abacate, laticínios, óleo de oliva e carne vermelha, que também é fonte de ômega 3;
- fazer suplementação de ômega 3, se necessário.

Gordura de porco

Essa delícia se perdeu no tempo. A *pancetta* suculenta, o *bacon* defumado, as batatas fritas crespinhas que acabaram de sair de um mergulho em banha quente, o pernil de porco completo com torresmo e os pastéis estalando com massa folhada de banha são delícias que existem graças ao porco. Não é de estranhar que a gordura de porco esteja no coração das culinárias tradicionais da Europa, da América e da China, e que tantas receitas devam seu sucesso a algum tipo de gordura de porco. Quando se trata de gordura animal, o porco realmente é rei!

O porco é valorizado não somente por apresentar mais de um tipo de gordura, como também por sua carne levemente adocicada, de sabor suave, que sabe se impor à mesa. Porém, estou falando do porco de antigamente, pois já trataram de "fabricar" porcos de carne *light*, com 30% a menos de gordura.

Na verdade, os últimos cem anos não foram bons para esse animal. No início do século XX, a banha era a gordura mais popular em nossas cozinhas. Prontamente disponível e mais versátil que a manteiga, era usada para o *sauté*, em frituras, assados e até para passar no pão. A chegada dos óleos vegetais e das novas e baratas gorduras hidrogenadas, que podiam ser armazenadas sem refrigeração, ameaçou o lugar da banha nas cozinhas. Depois veio a campanha contra as gorduras animais. A demanda pelo porco gorduroso e pela gordura pura desse animal caiu vertiginosamente, e os produtores responderam com a criação de animais mais magros. Em 1950 um porco rendia 15 kg de gordura, mas em 1990 esse número tinha caído para apenas 4,6 kg. Hoje a banha nem consta da lista de gorduras mais usadas na cozinha.

Na medida em que o porco se tornou mais magro, o consumo *per capita* de banha caiu de 5,7 kg (1958) para meros 180 g em 1995. Como hoje em dia ela não é usada, os animais são abatidos mais jovens. E, em vez de produzir carne rosada, nos brindam com sua "carne branca". O porco agora está tão magro que precisa de salmoura para ter gosto. Que pena: junto com a gordura foi-se o sabor.

Banha, que horror!

Quanto à banha, a mera menção da palavra causa horror à maioria de nós, menos aos mais destemidos *gourmets*, que sabem o que é bom. De modo geral, as pessoas relacionam banha com obesidade e imaginam que qualquer coisa cozida ou feita com essa gordura nos faz engordar ou, de alguma forma, prejudica a saúde. Para essas pessoas, a banha é astuciosa, está de tocaia, esperando ser ingerida para logo migrar da comida para os quadris, para a barriga e, pior ainda, para as artérias. Mesmo quem foi criado com banha na alimentação acredita nisso, pois foi convencido pelas forças antigordura de que cozinhar com banha é um prazer para ser desfrutado muito raramente. Hoje, a banha verdadeira é difícil de ser encontrada.

A gordura de porco, sob suas várias formas, é útil e boa para nós. Como todas as gorduras, é uma mistura de ácidos graxos saturados, poli-insaturados e monoinsaturados. As porcentagens exatas variam com a dieta e a raça do animal. Porém a maior parte é monoinsaturada, na forma do ácido graxo oleico, e também contém o ácido graxo palmitoleico, que possui propriedades antimicrobianas.

O baixo teor de ácidos graxos poli-insaturados na gordura de porco a protege contra rancificação e a torna bastante estável mesmo sob calor, o que é excelente para frituras. Alimentos fritos em banha ficam muito crocantes e absorvem menos gordura do que os fritos em óleo. A banha também é ótima para a pastelaria porque sua estrutura cristalina torna a massa muito crespa. Apesar de suas qualidades, a banha não se encontra em nossas casas.

A percepção dos perigos associados às gorduras trans tem levado muitas pessoas a reconsiderar os benefícios da banha. Em 2005, seu consumo *per capita* nos Estados Unidos aumentou até 680 g; um pequeno passo, dessa vez, na direção certa. Essa tendência, combinada com a demanda dos cozinheiros por carne de porco com mais gordura e sabor, tem aumentado o interesse de criadores por raças como berkshire, tamworth e middle white, cujos animais acumulam gordura naturalmente e apresentam carne levemente marmorizada e deliciosa.

Apesar de a procura por carne magra estar tão arraigada em nós, a ponto de açougueiros frequentemente encontrarem resistência ao oferecerem a seus clientes carnes cobertas com espessa camada de gordura, precisamos entender que essa capa gordurosa nos diz que o animal foi criado como deveria, sem que seu crescimento fosse apressado, e que a carne rosada por baixo dela será muito mais saborosa.

BANHA E *BACON*			
Banha	39% de gordura saturada	45% de gordura monoinsaturada	11% de gordura poli-insaturada
Bacon	39% de gordura saturada	45% de gordura monoinsaturada	11% de gordura poli-insaturada

Os índices de gordura são aproximados e variam conforme a raça e a dieta do animal.
Os números não totalizam 100% porque também há água e tecido conectivo na gordura.

Frituras com banha

A fritura submersa necessita de gordura suficiente para cobrir o alimento. Assim que ele é colocado na gordura quente, ouve-se um chiado: trata-se da umidade contida no alimento e que é liberada como vapor. Esse vapor é que impede a gordura de penetrar no alimento, que, assim, não fica encharcado. Por isso a temperatura da gordura para o processo de fritura é tão importante. Precisa aguentar o calor. Nesse sentido, a banha é ideal.

Quando a banha é aquecida, o baixo teor de ácidos graxos poli-insaturados a estabiliza e lentifica seu processo de oxidação e rancificação, ao contrário do que acontece com óleos altamente poli-insaturados. Além disso, a banha também tem um limite alto de temperatura para fazer fumaça, que corresponde a 200º C. Isso é importante em fritura submersa. O sabor neutro da banha a torna ideal para tudo, desde batatas a peixes e até rosquinhas.

Devo admitir que usar a banha não é tão fácil e prático quanto usar o óleo. Ela não é líquida em temperatura ambiente. Deve-se derretê-la antes de despejá-la na panela de fritura. Mas se você armazenar a banha destinada à fritura em um pote de vidro limpo, poderá simplesmente colocá-lo em água morna para que ela derreta com facilidade.

Nunca encha a panela ou a fritadeira mais que a metade: deixe espaço para o alimento e a gordura borbulharem. Aqueça a gordura lentamente e certifique-se de que esteja na temperatura certa antes de acrescentar o alimento. Talvez seja ainda mais importante não fritar muita quantidade de uma vez, pois a temperatura da banha diminuirá muito e o alimento ficará muito gorduroso.

Ética alimentar

Uma nova consciência

A ética, em todos os aspectos, deveria estar sempre presente em nossas vidas. Você pode se perguntar o que os cuidados com alimentação têm a ver com ética. Eu diria que tudo. Na história da humanidade, talvez esteja surgindo, pela primeira vez, uma consciência global sobre nossos atos e suas consequências para a sobrevivência da espécie. A alimentação é parte básica de nossa sobrevivência. Os processos de produção e consumo se organizam de modo a atender o poder esmagador do lucro exacerbado, criando necessidades enganadoras, fazendo-nos engolir mentiras como verdades e contando com nossa inércia; embora a maioria, anestesiada, não se dê conta dessa arquitetura, há quem lute contra ela. Eu me coloco entre os que procuram abrir os olhos e buscar novos caminhos. Não apenas por minha saúde, pela saúde de minha família, meus amigos e pacientes. Busco algo melhor para o futuro desta Terra esplendorosa, que não terá futuro algum se não mudarmos o modo como temos nos comportado com nossa saúde e a saúde do planeta.

Se cada um de nós é um ser único, inimitável, com necessidades especiais, a Terra, com tudo e todos que estão nela, também é um organismo único. Ninguém mais pode viver sem consciência disso. O alimento que nos sustenta, o ar que respiramos, a forma como atuamos no meio ambiente e o que a Terra nos devolve, tudo se relaciona. Somos parte indissociável desse organismo vivo. É nossa obrigação, independentemente de leis e direitos, ser responsáveis por nossas ações e por aquilo em que acreditamos. Se você pensar bem, a maior parte de nossas vidas gira em torno de coisas absolutamente dispensáveis, muitas delas prejudiciais aos seres e ao meio ambiente.

Nesses novos tempos, em que pessoas morrem de fome enquanto outras sucumbem por má alimentação, dependendo do continente em que vivem, é necessário rever muitas coisas. De minha parte, como nutrólogo, preocupo-me em especial com a alimentação. A ética alimentar é parte importante dessa realidade em que são jogados os dados para ganhar saúde e equilíbrio. Estudos apontam a contaminação de terra e água, o empobrecimento dos alimentos, o consumo elevado de porcarias que nos roubam a saúde enquanto engordam os bolsos alheios. De um ou outro modo, os governos terão que reformular suas prioridades para não chegarmos a um ponto sem retorno. Se continuar como está, em curto espaço de tempo não haverá como devolver a saúde à população doente por má alimentação. As pesquisas estão aí, mostrando a quem quiser ver o crescimento vertiginoso de obesidade, diabetes tipo 2, problemas cardiovasculares, câncer de diferentes tipos e doenças degenerativas, como Alzheimer e Parkinson.

O QUE NOS CABE FAZER

Enquanto as coisas não mudam de rumo, façamos nossa parte. Cada um de nós tem o poder de transformar a própria vida. É possível, mesmo em meio ao caos, encontrar formas de viver com melhor qualidade. Destaco algumas delas.

- Lembre-se de que sua vida depende de animais e vegetais, assim como de água e ar. Não desperdice essas riquezas. Pesquisas dizem que, só nos Estados Unidos, 40% dos alimentos não são consumidos, ou seja, vão parar na lata de lixo!
- Prefira alimentos que não causem danos desnecessários a animais e ao meio ambiente. Você está no alto da pirâmide alimentar e irá receber de volta o que plantar, ou seja, fertilizantes químicos, herbicidas, pesticidas,

hormônios, excesso de ômega 6, tóxicos, carne contaminada pelo estresse da criação em cativeiro etc.

- Escolha alimentos orgânicos e de produção sustentável. Talvez você tenha que pagar um pouco mais por isso, mas vale a pena.
- Leia sempre os rótulos dos produtos alimentícios e dispense os que não estiverem de acordo com suas reais necessidades ou sua forma de pensar a ética alimentar.
- Adote uma alimentação que responda às necessidades do seu tipo metabólico.
- Procure informações novas sobre alimentos. Pesquise. Já abandonamos as boas gorduras saturadas para adotar os famigerados óleos vegetais hidrogenados e nos demos mal. Faça novas experiências e veja como seu organismo responde a elas.
- Enfim, seja um consumidor consciente.

Referências Bibliográficas

ABBAS, A. K.; JANEWAY, C. A. Immunology: improving on nature in the twenty-first century. *Cell*, v. 100, n. 1, p. 129-138, Jan. 2000.

ABRAMS JR., H. L. Vegetarianism: an anthropological/ nutritional evaluation. *Journal of Applied Nutrition*, v. 32, n. 2, p. 59, 1980.

_____. Anthropological research reveals human dietary requirements for optimal health. *Journal of Applied Nutrition*, v. 34, n. 1, 1982.

_____. "The preference for animal protein and fat: a cross-cultural survey". In: HARRIS, M.; ROSS, E. B. (Ed.). *Food and evolution*. Philadelphia, PA: Temple University Press, 1987.

ABRAVANEL, Elliot. *Body type diet*. New York: Bantam, 1983.

ACKMAN, R. G. Concerns for utilization of marine lipids and oils. *Food Technology*, v. 42, p. 151-155, 1988.

ADAMO, James D'. *One man's food*. New York: Richard Marek Publishers, 1980.

_____. *The D'Adamo diet*. [S.l.]: McGraw-Hill, 1989.

ADAMO, Peter D'. *Eat right 4 your type*. New York: G.P. Putnam's SONS, 1996.

ADAMS, P. B. et al. Arachidonic acid to eicosapentaenoic acid ratio in blood correlates positively with clinical symptoms of depression. *Lipids*, v. 31, n. 1, S157-161, 1996.

ADLOF, R. O.; DUVAL, S.; EMKEN, E. A. Biosynthesis of conjugated linoleic acid in humans. *Lipids*, v. 35, n. 2, p. 131-135, 2000.

_____; COPES, L. C.; WALTER, E. L. Changes in conjugated linoleic acid composition within samples obtained from a single source. *Lipids*, v. 36, n. 3, p. 315-317, 2001.

AIHARA, Herman. *Acid e alkaline*. [S.l.]: Macrobiotic Foundation, 1971.

ALDÁMIZ-ECHEVARRÍA, L. et al. Arachidonic acid content in adipose tissue is associated with insulin resistance in healthy children. *Journal of Pediatric Gastroenterology and Nutrition*, v. 44, Issue 1, p. 77-83, Jan. 2007.

ALLISON, D. B. et al. Estimated intakes of trans fatty and other fats in the US population. *Journal of the American Dietetic Association*, v. 99, Issue 2, p. 166-174, Feb. 1999.

ALLRED, J. B. Too much of a good thing? An overemphasis on eating Low-fat foods may be contributing to the alarming increase in overweight a among us adults. *Journal of the American Dietetic Association*, v. 95, n. 4, p. 417-418, Apr. 1995.

ALTERATIONS ON METABOLIC rate after weight loss in obese humans. *Nutrition Reviews*, v. 43, Issue 2, p. 41-42, Feb. 1985.

AMARAL-PHILLIPS, Donna M. et al. *Pasture for dairy cattle: challenges and opportunities*. Kentucky: University of Kentucky/College of Agriculture, [s.d.]. Disponível em: <http://www.ca.uky.edu/agc/pubs/asc/asc151/asc151.htm>.

AMRE, D. K. et al. Imbalances in dietary consumption of fatty acids, vegetables, and fruits are associated with risk for crohn's disease in children. *The American Journal of Gastroenterology*, v. 102, p. 2.016-2.025, Sept. 2007.

ANDERSON, Robert; WOLF, Walter. Compositional changes in trypsin inhibitors, phytic acid, saponins, and isoflavones related to soybean processing. *The Journal of Nutrition*, p. 518S-588S, Mar. 1995.

ARISAWA, K. et al. Fish intake, plasma omega-3 polynsaturated fatty acids, and polychlorinated dibenzo-p-dioxins/polychlorinated dibenzo-furans and co-planar polychlorinated biphenyls in the blood of the Japanese population. *International Archives of Occupational and Environmental Health*, v. 76, n. 3, p. 205-215, Apr. 2003.

ARYAEIAN, N. et al. Effect of conjugated linoleic acids, vitamin E and their combination on the clinical outcome of Iranian adults with active rheumatoid arthritis. *International Journal of Rheumatic Diseases*, v. 12, Issue 1, p. 20-28, Apr. 2009.

ASTRUP, P. A.; MEINERT LARSEN, D. T.; HARPER, A. Atkins and other low-carbohydrate diets: hoax or an effective tool for weight loss?. *The Lancet*, v. 364, Issue 9.437, p. 897-899, Sept. 2004.

ATKINS, Robert. *Dr. Atkins' super energy diet*. New York: Crown Publishers, 1976.

_____. *Dr. Atkins' new diet revolution*. New York: WholeCare/Avon, 2001.

AYDIN, R.; PARIZA, M. W.; COOK, M. E. Olive oil prevents the adverse effects of dietary conjugated linoleic acid on chick hatchability and egg quality. *The Journal of Nutrition*, v. 131, p. 800-806, 2001.

AZAIN, M. J. et al. Dietary conjugated linoleic acid reduces rat adipose tissue cell size rather than cell number. *The Journal of Nutrition*, v. 130, p. 1.548-1.554, 2000.

BABCOK, T.; HELTON, W. S.; ESPAT, N. J. Eicosapentaenoic acid: an anti-inflammatory omega-3 fat with potential clinical applications. *Nutrition*, v. 16, p. 1.116-1.118, 2000.

BAER, R. J. et al. Composition and properties of milk and butter from cows fed fish oil. *Journal of Dairy Science*, v. 84, p. 345-353, 2001.

BALL, M. J. Parenteral nutrition in the critically ill: use of a medium chain triglyceride emulsion. *Intensive Care Medicine*, v. 19, n. 2, 1993.

BALLANTINE, Ralph. *Transition to vegetarianism*: an evolutionary step. Honesdale, PA: Himalayan Institute Press, 1994.

BANNISTER, R. *Autonomic failure*. Oxford: Oxford University Press, 1992.

BASCH, E. et al. Flax and flaxseed oil (*Linum usitatissimum*): a review by the Natural Standard Research Collaboration. *Journal of the Society for Integrative Oncology*, v. 5, n. 3, p. 92--105, Summer 2007.

BASSAGANYA-RIERA, J. et al. Effects of dietary conjugated linoleic acid in nursery pigs of dirty and clean environments on growth, empty body composition, and immune competence. *Journal of Animal Science*, v. 79, Issue 3, p. 714-721, 2001.

BASTARD, J. P. et al. Recent advances in the relationship between obesity, inflammation, and insulin resistance. *European Cytokine Network*, v. 17, n. 1, p. 4-12, Mar. 2006.

BASU, S.; SMEDMAN, A.; VESSBY, B. Conjugated linoleic acid induces lipid peroxidation in humans. *FEBS Letters*, v. 468, Issue 1, p. 33-36, Feb. 2000.

_____ et al. Conjugated linoleic acid induces lipid peroxidation in men with abdominal obesity. *Clinical Science*, v. 99, n. 6, p. 511-516, Dec. 2000.

BAUMAN, D.E.; GRIINARI, J. M. Historical perspective and recent developments in identifying the cause of diet-induced milk fat depression. In: CORNELL NUTRITION CONFERENCE, 62, 2000, Ithaca, NY. *Proceedings of The Cornell Nutrition Conference for Feed Manufacturers*. Ithaca, NY: Cornell University, p.191-202.

_____ et al. Identification of the conjugated linoleic acid isomer that inhibits milk fat synthesis. *American Journal of Physiology*, v. 278, n. 1, p. R179-R184, 2000.

_____ et al. Technical note: Production of butter with enhanced conjugated linoleic acid for use in biomedical studies with animal models. *Journal of Dairy Science*, v. 83, p. 2.422-2.425, 2000.

_____; BAUMGARD, L. H.; SANGSTER, J. K. Milk fat synthesis in dairy cows is progressively reduced by increasing supplemental amounts of trans-10, cis-12 conjugated linoleic acid (CLA). The Journal of Nutrition, v. 131, n. 6, p. 1.764-1.769, 2001.

_____; _____; CORL, B. A. Effect of CLA isomers on fat synthesis during growth and lactation. In: CORNELL NUTRITION CONFERENCE, 62, 2000, Ithaca, NY. Proceedings of The Cornell Nutrition Conference for Feed Manufacturers. Ithaca, NY: Cornell University, p. 180-190.

_____; _____. Regulation and nutritional manipulation of milk fat. Biology of the Mammary Gland. Advances in Experimental Medicine and Biology, v. 480, p. 209-216, 2002.

BAYAN, Matthew J. Eat fat, be healthy. New York: Fireside/Simon and Schuster, 2000.

BAYLIN, A.; CAMPOS, H. Arachidonic acid in adipose tissue is associated with nonfatal acute myocardial infarction in the central valley of Costa Rica. The Journal of Nutrition, v. 134, p. 3.095-3.099, [s.d.].

BECHOUA, S. et al. Very low dietary intake of n-3 fatty acids affects the immune function of healthy elderly people. Lipids, v. 34, p. S143, 1999.

BEE, G. Dietary conjugated linoleic acids alter adipose tissue and milk lipids of pregnant and lactating sows. The Journal of Nutrition, v. 130, p. 2.292-2.298, 2000.

_____. Dietary conjugated linoleic acid consumption during pregnancy and lactation influences growth and tissue composition in weaned pigs. The Journal of Nutrition, v. 130, p. 2.981-2.989, 2000.

BEHR, A. et al. Transition-metal trifluoromethane-sulphonates - recyclable catalysts for the synthesis of branched fatty derivatives by Diels-Alder reactions at unsaturated fatty esters. European Journal of Lipid Science and Technology, v. 102, p. 342-350, 2000.

BELANGER, M. C. et al. Dietary contaminants and oxidative stress in Inuit of Nunavik. Metabolism, v. 55, Issue 8, p. 989-995, Aug. 2006.

BELTZ, B. S. et al. Omega-3 fatty acids upregulate adult neurogenesis. Neuroscience Letters, v. 415, Issue 2, p. 154-158, Mar. 2007.

BENITO, P. et al. The effect of conjugated linoleic acid on plasma lipoproteins and tissue fatty acid composition in humans. Lipids, v. 36, n. 3, p. 229-236, 2001.

_____ et al. The effect of conjugated linoleic acid on platelet function, platelet fatty acid composition, and blood coagulation in humans. Lipids, v. 36, n. 3, p. 221-227, 2001.

BEPPU, F. et al. Potent inhibitory effect of trans9, trans11 isomer of conjugated linoleic acid on the growth of human colon cancer cells. The Journal of Nutritional Biochemistry, v. 17, Issue 12, p. 830-836, Dec. 2006.

BERNSTEIN, Richard K. *Dr. Bernstein's diabetes solution*. New York: Litle Brown, 1997.

BERVEN, G. et al. Safety of conjugated linoleic acid (CLA) in overweight or obese human volunteers. *European Journal of Lipid Science and Technology*, v. 102, p. 455-462, 2000.

BESSA, R. J. B. et al. Reticulo-rumen biohydrogenation and the enrichment of ruminant edible products with linoleic acid conjugated isomers. *Livestock Production Science*, v. 63, Issue 3, p. 201-211, May 2000.

BHATTACHARYA, A. et al. The combination of dietary conjugated linoleic acid and treadmill exercise lowers gain in body fat mass and enhances lean body mass in high fat-fed Male Balb/C Mice. *The Journal of Nutrition*, v. 135, n. 5, p. 1.124-1.130, May 2005.

_____ et al. 2006. Biological effects of linoleic acids in health and disease. *The Journal of Nutritional Biochemistry*, v. 17, Issue 12, p. 789-810, Dec. 2006.

BLAND, Jeffrey S.; BENUM, Sara H. *Genetic nutritioneering*. Los Angeles, CA: Keats, 1999.

BLANKSON, H. et al. Conjugated linoleic acid reduces body fat mass in overweight and obese humans. *The Journal of Nutrition*, v. 130, p. 2.943-2.948, 2000.

BLIGHT, A.R. Effects of silica on the outcome from experimental spinal cord injury: implication of macrophages in secondary tissue damage. *Neuroscience*, v. 60, Issue 1, p. 263--273, May 1994.

BLUHER, M. et al. Dysregulation of the peripheral and adipose tissue endocannabinoid system in human abdominal obesity. *Diabetes*, v. 55, n. 11, p. 3.053-3.060, Nov. 2006.

BOIZEL, R. et al. Ratio of triglycerides to HDL cholesterol is an indicator of LDL particle size in patients with type 2 diabetes and normal HDL cholesterol levels. *Diabetes Care*, v. 23, n. 11, p. 1.679-1.685, Nov. 2000.

BOLTON, S. J.; PERRY, V. H. Differential blood –brain barrier breakdown and leucocyte recruitment following excitotoxic lesions in juvenile and adult rats. *Experimental Neurology*, v. 154, Issue 1, p. 231-240, Nov. 1998.

BOOTH, G. L. et al. Relation between age and cardiovascular disease in men and women with diabetes compared with non-diabetic people: a population-based retrospective cohort study. *The Lancet*, v. 368, Issue 9529, p. 29-36, July 2006.

BOUSTANI, S. E. et al. Direct in vivo characterization of delta-5-desaturase activity in humans by deuterium labeling: effect of insulin. *Metabolism*, v. 38, Issue 4, p. 315-321, April 1989.

BRAND, Jennie et al. *The glucose revolution*: the authoritative guide to the glycemic index – the groundbreaking medical discovery. Washington, DC: Marlowe & Co., 1999.

BRENNER, R. R. Nutrition and hormonal factors influencing desaturation of essential fatty acids. *Progress in Lipid Research*, v. 20, p. 41-48, 1982.

BUISON, A. et al. Conjugated linoleic acid does not impair fat regain but alters IGF-1 levels in weigh-reduced rats. *Nutrition Research*, v. 20, p. 1.591-1.601, 2000.

BULGARELLA, J. A.; PATTON, D.; BULL, A. W. Modulation of prostaglandin H synthase activity by conjugated linoleic acid (CLA) and specific CLA isomers. *Lipids*, v. 36, n. 4, p. 407-412, 2001.

BURNS, T. et al. Effect of omega-3 fatty acid supplementation on the arachidonic acid:eicosapentaenoic acid ratio. *Pharmacotherapy*, v. 27, n. 5, p. 633-638, May 2007.

CABIN, H. S.; ROBERTS, W. C. Relation of serum total cholesterol and triglyceride levels to the amount and extent of coronary arterial narrowing by atherosclerotic plaque in coronary heart disease: quantitative analysis of 2,037 five mm segments of 160 major epicardial coronary arteries in 40 necropsy patients. *The American Journal of Medicine*, v. 73, n. 2, p. 227-234, Aug. 1982.

CAMPBELL, B. et al. Limited clinical utility of high-sensitivity plasma C-reactive protein assays. *Annals of Clinical Biochemistry*, v. 39, n. 2, p. 85-88, 2002.

_____ et al. Problems with high-sensitivity C-reactive protein. *Clinical Chemistry*, v. 49, p. 201, 2003.

CANNELLA, C.; GIUSTI, A. M. Conjugated linoleic acid – A natural anticarcinogenic substance from animal food. *Italian Journal of Food Science*, v. 12, n. 2, p. 123-127, 2000.

CAPPON, J. P. et al. Acute effects of high fat and high glucose meals on the growth hormone response to exercise. *The Journal of Clinical Endocrinology & Metabolism*, v. 76, n. 6, p. 1.418-1.422, 1992.

CARVALHO, M. H. C. et al. Citocinas, disfunção endotelial e resistência à insulina. *Arquivos Brasileiros de Endocrinologia & Metabologia*, São Paulo, v. 50, n. 2, abr. 2006.

CASUTT, M. M. et al. Comparative evaluation of rumen-protected fat, coconut oil and various oilseeds supplemented to fattening bulls – 2. Effects on composition and oxidative stability of adipose tissues. *Archives of Animal Nutrition*, v. 53, Issue 1, p. 25-44, Apr. 2000.

CHAVAI, S. R.; FORSE, R. A. Decreased production of interleukin-6 and prostaglandin E2 associated with inhibition on delta-5 desaturation of omega-6 fatty acids in mice fed safflower oil diets supplemented with sesamol. *Plefa:* Prostaglandins, Leukotrienes and Essential Fatty Acids, v. 61, Issue 6, p. 347-352, Dec. 1999.

CHEN, J. F. et al. Effects of conjugated linoleic acid on the degradation and oxidation stability of model lipids during heating and illumination. *Food Chemistry*, v. 72, Issue 2, p. 199-206, Feb. 2001.

Referências Bibliográficas

CHERASKIN, E. et al. *Diet and disease*. Emmaus, PA: Rodale Books, 1975.

CHERIAN, G.; WOLFE, F. W.; SIM, J. S. Dietary oils with added tocopherols: effects on egg or tissue tocopherols, fats, and oxidative stability. *Poultry Science*, v. 75, p. 423-431, 1996.

CHILLIARD, Y. et al. Ruminant milk fat plasticity: nutritional control of saturated, polyunsaturated, trans and conjugated fatty acids. *Annales de Zootechnie*, v. 49, p. 181-205, 2000.

CHOI, J. S. et al. Effects of three different conjugated linoleic acid preparations on insulin signalling, fat oxidation and mitochondrial function in rats fed a high-fat diet. *British Journal of Nutrition*, v. 98, n. 2, p. 264-275, Aug. 2007.

CHOI, Y. J. et al. The trans-10,cis-12 isomer of conjugated linoleic acid downregulates stearoyl-CoA desaturase 1 gene expression in 3T3-L1 adipocytes. *The Journal of Nutrition*, v. 130, p. 1.920-1.924, 2000.

_____ et al. Regulation of stearoyl-CoA desaturase activity by the trans-10,cis-12 isomer of conjugated linoleic acid in HepG2 cells. *Biochemical and Biophysical Research Community*, v. 284, Issue 3, p. 689-693, June 2001.

CHOUINARD, P. Y. et al. Effect of dietary lipid source on conjugated linoleic acid concentrations in milk fat. *Journal of Dairy Science*, v. 84, n. 3, p. 680-690, 2001.

CHRISTIE, W. W. A practical guide to the analysis of conjugated linoleic acid. *Inform*, v. 12, p. 147-152, [s.d.].

CHUANG, L. T. et al. Effect of conjugated linoleic acid on fungal Delta 6-desaturase activity in a transformed yeast system. *Lipids*, v. 36, n. 2, p. 139-143, Feb. 2001.

CLOUET, P. et al. Mitochondrial respiration on rumenic and linoleic acids. *Biochemical Society Transactions*, v. 29, Part 2, p. 320-325, 2001.

COLAKOGLU, S. et al. Cumulative effects of conjugated linoleic acid and exercise on endurance development, body composition, serum leptin and insulin levels. *The Journal of Sports Medicine and Physical Fitness*, v. 46, n. 4, p. 570-577, Dec. 2006.

CORDAIN, L. Cave men diets offer insights to today's health problems. *European Journal of Clinical Nutrition*, Jan. 2002.

_____. *The paleo diet*. New York: Wiley, 2002.

CORL, B. A.; BAUMGARD, L. H.; BAUMAN, D. E. Role of delta-9-desaturase in the synthesis of the anticarcinogenic isomer of CLA and other milk fatty acids. In: CORNELL NUTRITION CONFERENCE, 62, 2000, Ithaca, NY. *Proceedings of The Cornell Nutrition Conference for Feed Manufacturers*. Ithaca, NY: Cornell University, p. 203-212.

COUSENS, Gabriel. *Conscious eating*. Berkeley: North Atlantic Books, 2000.

CRIJNS, A. S. et al. Altered omega-3 polyunsaturated fatty acid status in depressed post-myocardial infarction patients. *Acta Psychiatrica Scandinavica*, v. 115, p. 35-40, 2007.

CROSS, R. F. et al. Mixed mode retention and the use of competing acid for the Ag+- -HPLC analysis of underivatized conjugated linoleic acids. *Journal of High Resolution Chromatography*, v. 23, p. 317-323, 2000.

DALEY, C. A. et al. A review of fatty acid profiles and antioxidant content in grass-fed and grain-fed beef. *Nutrition Journal*, 2010. Disponível em: <http://www.nutritionj.com/content/9/1/10>.

DANESH, J. et al. C-reactive protein and other circulating markers of inflammation in the prediction of coronary heart disease. *The New England Journal of Medicine*, v. 350, p. 1.387- -1.397, April 2004.

DELANY, J. P.; WEST, D. B. Changes in body composition with conjugated linoleic acid. *Journal of the American College of Nutrition*, v. 19, n. 4, p. 487S-493S, 2000.

DESCALZO, A. M. et al. 2005. Influence of pasture or grain-based diets supplemented with vitamin E on antioxidant/oxidative balance of Argentine beef. *Journal of Meat Science*, v. 70, Issue 1, p. 35-44, May 2005.

DESREUMAUX, P. et al. Distinct cytokine patterns in early and chronic ileal lesions of Crohn's disease. *Gastroenterology*, v. 113, Issue 1, p. 118-126, July 1997.

DEVERY, R.; MILLER, A.; STANTON, C. Conjugated linoleic acid and oxidative behaviour in cancer cells. *Biochemical Society Transactions*, v. 29, Part 2, p. 341-344, 2001.

DEWHURST, R. J. et al. Influence of species, cutting date and cutting interval on the fatty acid composition of grasses. *Grass and Forage Science*, v. 56, Issue 1, p. 68-74, Mar. 2001.

DHIMAN, T. R. et al. Conjugated linoleic acid (CLA) content of milk from cows offered diets rich in linoleic and linolenic acid. *Journal of Dairy Science*, v. 83, p. 1.016-1.027, 2000.

_____; MACQUEEN, I. S.; LUCHINI, N. D. Milk yield response of dairy cows fed fat along with protein. *Animal Feed Science and Technology*, v. 90, n. 3-4, p. 169-184, 2001.

DHURANDHAR, N. V. et al. Increased adiposity in animals due to a human virus. *International Journal of Obesity*, v. 24, p. 989-996, 2000.

DING, S. T.; MCNEEL, R. L.; MERSMANN, H. J. Conjugated linoleic acid increases the differentiatino of porcine adipocytes in vitro. *Nutrition Research*, v. 20, p. 1.569-1.580, 2000.

DOLECEK, T. A.; GRANDITS, G. Dietary polyunsaturated fatty acids and mortality in the Multiple Risk Factor Intervention Trial (MRFIT). *World Review of Nutrition and Dietetics*, v. 66, p. 205-216, 1991.

DONOVAN, D. C. et al. Influence of dietary fish oil on conjugated linoleic acid and other fatty acids in milk fat from lactating dairy cows. *Journal of Dairy Science*, v. 83, p. 2.620-2.628, 2000.

DOUGLAS, William Campbell. *The milk book*: how science is destroying nature's nearly perfect food. La Mesa, CA: Price-Pottenger Foundation, 1983.

DU, M.; AHN, D. U.; SELL, J. L. Effects of dietary conjugated linoleic acid and linoleic: linolenic acid ratio on polyunsaturated fatty acid status in laying hens. *Poultry Science*, v. 79, Issue 12, p. 1.749-1.756, 2000.

_____ et al. Influence of dietary conjugated linoleic acid on volatile profiles, color and lipid oxidation of irradiated raw chicken meat. *Meat Science*, v. 56, n. 4, p. 387-395, 2000.

_____ et al. Volatile profiles and lipid oxidation of irradiated cooked chicken meat from laying hens fed diets containing conjugated linoleic acid. *Poultry Science*, v. 80, Issue 2, p. 235-241, 2001.

DUCKETT, S. K. et al. Effects of winter stocker growth rate and finishing system on: III. Tissue proximate, fatty acid, vitamin and cholesterol content. *Journal of Animal Science*, v. 87, n. 9, p. 2.961-2.970, 2009.

_____. *Understanding factors affecting meat quality*. Results from pasture based beef systems for Appalachia. Multi-state, multi-institutional research collaboration. Clemson, SC: Clemson University, [s.d.].

DUNNE, L. *The nutrition almanac*. 3rd ed. New York: McGraw Hill, [s.d.]. p. 32-33.

EADES, Michael R.; EADES, Mary Dan. *Protein power*. New York: Bantam, 1996.

EATON, S. B.; KONNER, M. Paleolithic nutrition: a consideration of its nature and current implications. *The New England Journal of Medicine*, v. 312, p. 283-289, Jan. 1983.

ELIAS, E. R. et al. Clinical effects of cholesterol supplementation in six patients with the Smith-Lemli-Opitz Syndrome (SLOS). *American Journal of Medical Genetics – Part A*, v. 68, Issue 3, p. 305-310, Jan. 1997.

ELIAS, S. L.; INNIS, S. M. Infant plasma trans, n-6, and n-3 fatty acids and conjugated linoleic acids are related to maternal plasma fatty acids, length of gestation, and birth weight and length. *The American Journal of Clinical Nutrition*, v. 73, n. 4, p. 807-814, Apr. 2001.

ENDRES, S. et al. The effect of dietary supplementation with n-3 polynsaturated fatty acids on the synthesis of interleukin-1 and tumor necrosis factor by mononuclear cells. *The New England Journal of Medicine*, Boston, MA, 320, p. 265-271, 1989.

_____. *Know your fats*: the complete primer for understanding the nutrition of fats, oils and cholesterol. Silver Spring, MD: Bethesda Press, 2000.

_____; FALLON, Sally. *Eat fat lose fat*. New York: Penguin Books, 2005.

EPSTEIN, F. H.; OSTRANDER, L. D. Detection of individual susceptibility toward coronary disease. *Progress in Cardiovascular Diseases*, v. 13, Issue 4, p. 324-342, Jan. 1971.

ERASMUS, Udo. *Fats that heal, fats that kill*. Summertown, TN: Alive Books, 1993.

ERNST, N. D. "Fat composition of present day diets". In: NELSON, G. J. (Ed.). *Health effects of dietary fats*. Champaign, IL: AOCS Press, 1991. p. 1-11.

EVANS, M. et al. Conjugated linoleic acid suppresses triglyceride accumulation and induces apoptosis in 3T3-L1 preadipocytes. *Lipids*, v. 35, n. 8, p. 899-910, 2000.

FALLON, S.; ENIG, M.; CONNOLLY, P. *Nourishing traditions*: the cookbook that challenges politically correct nutrition and the diet dictocrats. Washington, DC: New Trends Publishing,1995. p. 5.

FARQUHAR, J. W. et al. Glucose, insulin, and triglyceride responses to high and low carbohydrate diets in man. *The Journal of Clinical Investigation*, v. 45, n. 10, p. 1.648-1.656, 1966.

FAUCITANO, L. et al. Comparison of alternative beef production systems based on forage finishing or grain-forage diets with or without growth promotants: 2. Meat quality, fatty acid composition, and overall palatability. *Journal of Animal Science*, v. 86, n. 7, p. 1.678-1.689, July 2008.

FEINLEIB, M. et al. The relation of antemortem characteristics to cardiovascular findings at necropsy: The Framingham Study. *Atherosclerosis*, v. 34, Issue 2, p. 145-157, Oct. 1979.

FERRUCCI, L. et al. Relationship of plasma polyunsaturated fatty acids to circulating inflammatory markers. *The Journal of Clinical Endocrinology & Metabolism*, v. 91, n. 2, p. 439--446, Feb. 2006.

FESTA, A. et al. Chronic subclinical inflammation as part of the insulin resistance syndrome. *Circulation*, v. 102, Issue 1, p. 42-47, July 2000.

FINNEGAN, Y.; WILLIAMS, C. Low-fat balancing act. *Chemistry & Industry*, v. 1, p. 12-14, 2001.

FLACHOWSKY, G. Content of conjugated linoleic acid in beef from organically raised cattle. *Ernahrungs-Umschau*, v. 47, p. 272, 2000.

FLACHS, P. Polyunsaturated fatty acids of marine origin upregulate mitochondrial biogenesis and induce beta-oxidation in white fat. *Diabetologia*, v. 48, p. 2.365-2.375, Nov. 2005.

FOX, C. S. et al. Trends in the incidence of type 2 diabetes mellitus from the 1970s to the 1990s: The Framingham Heart Study. *Circulation*, v. 113, Issue 25, p. 2.914-2.918, June 2006.

FRENCH, P. et al. Fatty acid composition, including conjugated linoleic acid, of intramuscular fat from steers offered grazed grass, grass silage, or concentrate-based diets. *Journal of Animal Science*, v. 78, Issue 11, p. 2.849-2.855, Nov. 2000.

_____ et al. Fatty acid composition of intra-muscular triacylglycerols of steers fed autumn grass and concentrates. *Livestock Production Science*, v.81, Issue 2, p. 307-317, June 2003.

FRITSCHE, J. et al. Quantitative determination of conjugated linoleic acid isomers in beef fat. *European Journal of Lipid Science and Technology*, v. 102, Issue 11, p. 667-672, 2000.

_____. Spectroscopic characterization of unusual conjugated linoleic acid (CLA) isomers. *Journal of Separation Science*, v. 24, Issue 1, p. 59-61, Jan. 2001.

FRITSCHE, S. et al. Influence of growth promoting implants on fatty acid composition including conjugated linoleic acid isomers in beef fat. *European Food Research and Technology*, v. 212, n. 6, p. 621-629, June 2001.

FUSS, I. J.; STROBER, W. Animal models of inflammatory bowel disease: insights into the pathogenesis of Crohn's disease and ulcerative colitis. *Current Opinion in Gastroenterology*, v. 14, Issue 6, p. 476-482, Nov. 1998.

GARCIA, H. S. et al. Interesterification (acidolysis) of butterfat with conjugated linoleic acid in a batch reactor. *Journal of Dairy Science*, v. 83, Issue 3, p. 371-377, Mar. 2000.

_____ et al. Synthesis of glycerides containing n-3 fatty acids and conjugated linoleic acid by solvent-free acidolysis of fish oil. *Biotechnology and Bioengineering*, v. 70, Issue 5, p. 587-591, Dec. 2000.

_____ et al. Immobilized lipase-mediated acidolysis of butteroil with conjugated linoleic acid: batch reactor and packed bed reactor studies. *Journal of Molecular Catalysis B: Enzymatic*, v. 11, Issues 4-6, p. 623-632, Jan. 2001.

GARCIA, Oz. *The balance*. New York: Regan Books/HarperPerennial, 2000.

GARRISON, R.; SOMER, E. *The nutrition desk reference*. 3rd ed. [S.l.]: Keats Publishing; CT, [s.d.]. p. 126.

GAULLIER, J. M. et al. Conjugated linoleic acid supplementation for 1 y reduces body fat mass in healthy overweight humans. *The American Journal of Clinical Nutrition*, v. 79, n. 6, p. 1.118-1.125, June 2004.

GAVINO, V. C. et al. An isomeric mixture of conjugated linoleic acids but not pure cis--9,trans-11-octadecadienoic acid affects body weight gain and plasma lipids in hamsters. *The Journal of Nutrition*, v. 130, p. 27-29, 2000.

GEAY, Y. et al. Effect of nutritional factors on biochemical, structural and metabolic characteristics of muscles in ruminants, consequences on dietetic value and sensorial qualities of meat. *Reproduction Nutrition Development*, v. 41, p. 1-26, 2001.

GILL, H. S.; CROSS, M. L. Anticancer properties of bovine milk. *British Journal of Nutrition*, v. 84, Suppl. 1, p. S161-S166, 2000.

GLASER, K. R.; SCHEEDER, M. R. L.; WENK, C. Dietary C18: 1 trans fatty acids increase conjugated linoleic acid in adipose tissue of pigs. European *Journal of Lipid Science and Technology*, v. 102, Issue 1, p. 684-686, Nov. 2000.

GNÄDIG, S. et al. Conjugated linoleic acid (CLA): physiological effects and production. *European Journal of Lipid Science and Technology*, v. 103, p. 56-61, Jan. 2001.

GOMES-LEAL, W. *Inflamação aguda, resposta glial e degeneração axonal em um modelo de excitotoxicidade na medula espinhal*. Tese (Pós-graduação em Ciências Biológicas) – Área de concentração em Neurociências) – Centro de Ciências Biológicas, Universidade Federal do Pará, Belém, 2002.

_____ et al. Astrocytosis, microglia activation, oligodendrocyte degeneration and pyknosis following acute spinal cord injury. *Experimental Neurology*, v.190, Issue 2, p. 456-467, Dec. 2004.

_____; CORKILL, D. J.; PICANÇO-DINIZ, C. W. Systematic analysis of axonal damage and inflammatory response in different white matter tracts of acutely injured rat spinal cord. *Brain Research*, v. 1.066, Issues 1-2, p. 57-70, Dec. 2005.

GRIINARI, J. M. et al. Conjugated linoleic acid is synthesized endogenously in lactating dairy cows by delta(9)-desaturase. *The Journal of Nutrition*, v. 130, p. 2.285-2.291, 2000.

GRUPPO ITALIANO PER LO STUDIO DELLA SOPRAVVIVENZA NELL'INFARTO MIOCARDICO. Dietary supplementation with n-3 polyunsaturated fatty acids and vitamin E after myocardial infarction: results of the GISSI-Prevenzione trial. *The Lancet*, v. 354, n. 9.177, p. 447-455, Aug. 1999.

GULATI, S. K. et al. Protection of conjugated linoleic acids from ruminal hydrogenation and their incorporation into milk fat. *Animal Feed Science and Technology*, v. 86, Issue 3, p. 139-148, 2000.

HALL, Ross Hume. *Food for thought*: the decline in nutrition. New York: Vintage Books, 1976.

HARRIS, J. I. et al. Statin treatment alters serum n-3 and n-6 fatty acids in hypercholesterolemic patients. *Plefa*: Prostaglandins, Leukotrienes and Essential Fatty Acids, v. 71, Issue 4, p. 263-269, Oct. 2004.

HARRIS, W. S.; POSTON, W. C.; HADDOCK, C. K. Tissue n-3 and n-6 fatty acids and risk for coronary heart disease events. *Atherosclerosis*, v. 193, Issue 1, p. 1-10, 2007.

HATTERSLEY, Joseph G. The Nearest Thing to a Perfect Food: Part II. *Townsend Letter for Doctors*, v. 227, p. 86, June 2002.

HAUMANN, P.; SNELL, H. Influence of keeping method (indoors vs. biotope) on the meat performance of goat kids of different genotypes. *Zuchtungskunde*, v. 72, p. 308-318, 2000.

HEPBURN, F. N.; EXLER, J.; WEILHARACH, J. L. Provisional tables on the content of omega-3 fats and other fat components of selected foods. *Journal of the American Dietetic Association*, v. 86, Issue 6, p. 788-793, 1986.

HILL, C. G.; GHANNOUCHI, S.; GARCIA, H. S. Lipolysis of butter oil by immobilized lamb pregastric esterase: I. Uniresponse kinetics – pH and temperature effects. *Journal of Dairy Science*, v. 84, Issue 5, p. 1.034-1.043, May 2001.

HILL, E. G. et al. Perturbation of the metabolism of essential fatty acids by dietary partially hydrogenated vegetable oil. *Proceedings of the National Academy of Sciences of the United States of America*, v. 79, n. 4, p. 953-957, Feb. 1982.

HOCKMANN, C. *Essentials of autonomic function*. Springfield, IL: Charles C. Thomas, 1987.

HOSSAIN, P.; KAWAR, B.; NAHAS, M. Obesity and diabetes in the developing world – a growing challenge. *The New England Journal of Medicine*, Boston, MA, 356, p. 213-215, Jan. 2007.

HUBBARD, N. E. et al. Reduction of murine mammary tumor metastasis by conjugated linoleic acid. *Cancer Letters*, v. 150, Issue 1, p. 93-100, 2000.

_____; LIM, D.; ERICKSON, K. L. Effect of separate conjugated linoleic acid isomers on murine mammary tumorigenesis. *Cancer Letters*, v. 190, Issue 1, p. 13-19, February 2003.

HUNTER, J. E. Omega-3 fats from vegetable oils. *The American Journal of Clinical Nutrition*, v. 51, p. 809-814, 1990.

HURST, W. J. et al. Determination of conjugated linoleic acid (CLA) concentrations in milk chocolate. *Journal of Agricultural and Food Chemistry*, v. 49, n. 3, p. 1.264-1.265, 2001.

IGARASHI, M.; MIYAZAWA, T. Newly recognized cytotoxic effect of conjugated trienoic fatty acids on cultured human tumor cells. *Cancer Letters*, v. 148, p. 173-179, 2000.

_____; _____. The growth inhibitory effect of conjugated linoleic acid on a human hepatoma cell line, HepG2, is induced by a change in fatty acid metabolism, but not the facilitation of lipid peroxidation in the cells. *Biochimica et Biophysica Acta (BBA) – Molecular and Cell Biology of Lipids*, v. 1.530, Issues 2-3; p. 162-171, Feb. 2001.

IP, C. et al. Induction of apoptosis by conjugated linoleic acid in cultured mammary tumor cells and premalignant lesions of the rat mammary gland. *Cancer Epidemiology, Biomarkers & Prevention*, v. 9, p. 689-696, 2000.

ISO, H. et al. Serum fatty acids and fish intake in rural Japanese, urban Japanese, Japanese American and Caucasian American men. *International Journal of Epidemiology*, v. 18, Issue 2, p. 374-381, 1989.

JACOBS, D. et al. Report of the Conference on Low Blood Cholesterol: Mortality Associations. *Circulation*, v. 86, Issue 3, p. 1.046-1.060, Sept. 1992.

JAHREIS, G. Content of conjugated linoleic acid in beef from organically raised cattle. *Ernahrungs-Umschau*, v. 47, p. 271-272, 2000.

_____ et al. Conjugated linoleic acids: physiological effects in animal and man with special regard to body composition. *European Journal of Lipid Science and Technology*, v. 102, n. 11, p. 695-703, 2000.

JEPPESEN, J. et al. Low triglycerides-high high-density lipoprotein cholesterol and risk of ischemic heart disease. *Archives of Internal Medicine*, v. 161, n. 3, p. 361-366, Feb 2001.

JONES, D. F.; WEISS, W. P.; PALMQUIST, D. L. Short communication: influence of dietary tallow and fish oil on milk fat composition. *Journal of Dairy Science*, v. 83, Issue 9, p. 2.024-2.026, Sept. 2000.

JONES, S. et al. Isomers of conjugated linoleic acid (CLA) are incorporated into egg yolk lipids by CLA-fed laying hens. *The Journal of Nutrition*, v. 130, p. 2.002-2.005, 2000.

JUN, W. J.; YANG, H. C.; CHO, B. H. S. Comparison of conjugated linoleic acid and linoleic acid on cytotoxicity, synthesis, and secretion of lipids in HepG2 cells. *In Vitro and Molecular Toxicology*, v. 13, p. 181-189, 2000.

JUNG, M. O.; YOON, S. H.; JUNG, M. Y. Effects of temperature and agitation rate on the formation of conjugated linoleic acids in soybean oil during hydrogenation process. Journal of Agricultural and Food Chemistry, v. 49, p. 3.010-3.016, 2001.

KAGAWA, Y. et al. Eicosapolyemoic acid of serum lipids of Japanese islanders with low incidence of cardiovascular diseases. *Journal of Nutritional Science and Vitaminology*, v. 28, p. 441-453, 1982.

KALANTAR-ZADEH, K. et al. Reverse epidemiology of conventional cardiovascular risk factors in patients with chronic heart failure. *Journal of the American College of Cardiology*, v. 43, p. 1.439-1.444, 2004.

KAMLAGE, B. et al. Linoleic acid conjugation by human intestinal microorganisms is inhibited by glucose and other substrates in vitro and in gnotobiotic rats. *The Journal of Nutrition*, v. 130, p. 2.036-2.039, 2000.

KATIC, M.; KAHN, C. R. The role of insulin and IGF-1 signaling in longevity. *Cellular and Molecular Life Sciences*, v. 62, n. 3, p. 320-343, 2005.

KELLEY, D.S. et al. Dietary conjugated linoleic acid did not alter immune status in young healthy women. *Lipids*, v. 35, n. 10, p. 1.065-1.071, 2000.

KELLEY, N. S.; HUBBARD, N. E.; ERICKSON, K. L. Conjugated linoleic acid isomers and cancer. *The Journal of Nutrition*, v. 137, n. 12, p. 2.599-2.607, Dec. 2007.

KELLY, William; DONALD, D. D. S. *The metabolic types*. Winthrop: Kelley Foundation, 1976.

KHOSLA, P.; FUNGWE, T. V. Conjugated linoleic acid: effects on plasma lipids and cardiovascular function. *Current Opinion in Lipidology*, v. 12, Issue 1, p. 31-34, Feb. 2001.

KIECOLT-GLASER, J. K. et al. Depressive symptoms, omega-6: omega-3 fatty acids, and inflammation in older adults. *Psychosomatic Medicine*, v. 69, n. 3, p. 217-224, Apr. 2007.

KIM, S. J. et al. Improvement of oxidative stability of conjugated linoleic acid (CLA) by microencapsulation in cyclodextrins. *Journal of Agricultural and Food Chemistry*, v. 48, n. 9, p. 3.922-3.929, 2000.

KIM, Y. J. et al. Effect of linoleic acid concentration on conjugated linoleic acid production by *Butyrivibrio fibrisolvens* A38. *Applied and Environmental Microbiology*, v. 66, n. 12, p. 5.226-5.230, Dec. 2000.

KIMOTO, N. et al. Site-dependent modulating effects of conjugated fatty acids from safflower oil in a rat two-stage carcinogenesis model in female Sprague-Dawley rats. *Cancer Letters*, v. 168, Issue 1, p. 15-21, July 2001.

KRELOFF, Julie. The trouble with fructose. *Designs for Health Weeky*, May 10, 2002.

KRIS-ETHERTON, P. M. et al. Fatty acid consumption pattern of Americans: 1987-1988 USDA Nationwide Food Consumption Survey. *Nutrition Research*, v. 15, Issue 12, p. 1.767--1.781, Dec. 1995.

_____ et al. We eat far too many polyunsaturated fats in the US. *American Journal of Clinical Nutrition*, v. 71, n. 1, p. 179-188, Jan. 2000.

KRISTAL, Harold J. The Dealth of Allopathic Nutrition. *Adress to the Orthomolecular-Health--Medicine Society*. San Francisco, CA: [s.n.], Mar. 1998.

KRITCHEVSKY, D. Antimutagenic and some other effects of conjugated linoleic acid. *British Journal of Nutrition*, v. 83, p. 459-465, 2000.

_____ et al. Influence of conjugated linoleic acid (CLA) on establishment and progression of atherosclerosis in rabbits. *Journal of the American College of Nutrition*, v. 19, n. 4, 472S-477S, 2000.

_____; CZARNECKI, S. K. Conjugated linoleic acid (CLA) in health and disease. *Chimica Oggi/Chemistry Today*, v. 19, n. 6, p. 26-28, 2001.

KROMHOUT, D.; BOSSCHIETER, E. B.; COULANDER, C. DE L. The inverse relation between fish consumption and 20-year mortality from coronary heart disease. *The New England Journal of Medicine*, v. 312, n. 19, p. 1.205-1.209, May 1985.

KRUMHOLZ, H. M. et al. Lack of association between cholesterol and coronary heart disease mortality and morbidity and all-cause mortality in persons older than 70 years. *JAMA*, v. 272, n. 17, p. 1.335-1.340, Nov. 1994.

LAIDLAW, M.; HOLUB, B. J. Effects of supplementation with fish oil-derived n-3 fatty acids and gamma-linolenic acid on circulating plasma lipids and fatty acid profiles in women. *The American Journal of Clinical Nutrition*, v. 77, n. 1, p. 37-42, Jan. 2003.

LATOUR, M. A. et al. Effects of conjugated linoleic acid. 1. Fatty acid modification of yolks and neonatal fatty acid metabolism. *Poultry Science*, v. 79, p. 817-821, 2000.

_____ et al. Effects of conjugated linoleic acid. 2. Embryonic and neonatal growth and circulating lipids. *Poultry Science*, v. 79, p. 822-826, 2000.

LAURETANI, F. et al. Omega-6 and omega-3 fatty acids predict accelerated decline of peripheral nerve function in older persons. *European Journal of Neurology*, v. 14, Issue 7, p. 801-808, July 2007.

LAWRENCE, T.; WILLOUGHBY, D. A.; GILROY, D. W. Anti-inflammatory lipid mediators and insights into the resolution of inflammation. *Nature Reviews Immunology*, v. 2, n. 10, p. 787-795, Oct. 2002.

LAWSON, R. E.; MOSS, A. R.; GIVENS, D. I. The role of dairy products in supplying conjugated linoleic acid to man's diet: a review. *Nutrition Research Reviews*, v. 14, Issue 1, p. 153-172, 2001.

LEAF, A.; WEBER, P. C. Cardiovascular effects of omega-3 fats. *The New England Journal of Medicine*, v. 318, p. 549-557, 1988.

LEDOUX, M.; LALOUX, L.; SAUVANT, D. Trans fatty acid isomers: origin and occurrence in food. *Sciences des Aliments*, v. 20, n. 4-5, p. 393-411, 2000.

LEE, K. N.; KRITCHEVSKY, D.; PARIZAA, M. W. Conjugated linoleic acid and atherosclerosis in rabbits. *Atherosclerosis*, v. 108, Issue 1, p. 19-25, July 1994.

LEE, Y. H.; PRATLEY, R. E. The evolving role of inflammation in obesity and the metabolic syndrome. *Current Diabetes Reports*, v. 5, n. 1, p. 70-75, 2005.

LEHESKA, J. M. et. al. Effects of conventional and grass-feeding systems on the nutrient composition of beef. *Journal of Animal Science*, v. 86, n. 12, p. 3.575-3.585, Dec. 2008.

LEUNG, Y. H.; LIU, R. H. trans-10,cis-12-conjugated linoleic acid isomer exhibits stronger oxyradical scavenging capacity than cis-9, trans-11-conjugated linoleic acid isomer. *Journal of Agricultural and Food Chemistry*, v. 48, n. 11, p. 5.469-5.475, 2000.

LEVITON, Richard. *Tofu, tempeh, miso and other soy foods*. New Canaan, CT: Keats Publishing, 1982.

LEVY, B. et al. Lipid mediator class switching during acute inflammation: signals in resolution. *Nature Reviews Immunology*, v. 1, p. 612-619, July 2001.

LIN, T. Y. Conjugated linoleic acid concentration as affected by lactic cultures and additives. *Food Chemistry*, v. 69, Issue 1, p. 27-31, Apr. 2000.

LIN, Y. G. et al. Different effects of conjugated linoleic acid isomers on lipoprotein lipase activity in 3T3-L1 adipocytes. *The Journal of Nutritional Biochemistry*, v. 12, Issue 3, p. 183--189, Mar. 2001.

LIU, S. et al. A prospective study of dietary glycemic load, carbohydrate intake, and risk of coronary heart disease in US women. *The American Journal of Clinical Nutrition*, v. 71, n. 6, p. 1.455-1.461, June 2000.

_____ et al. Relation between a diet with a high glycemic load and plasma concentrations of high-sensitivity C-reactive protein in middle-aged women. *The American Journal of Clinical Nutrition*, v. 75, n. 3, p. 492-498, Mar. 2002.

LIVISAY, A. S. et al. Impact of dietary conjugated linoleic acid on the oxidative stability of rat liver microsomes and skeletal muscle homogenates. *Journal of Agricultural and Food Chemistry*, v. 48, p. 4.162-4.167, 2000.

LOREAU, O. et al. Sequential substitution of 1,2-dichloro-ethene: a convenient stereoselective route to (9Z,11E)-, (10E,12Z)- and (10Z,12Z)-[1-^{14}C] conjugated linoleic acid isomers. *Chemistry and Physics of Lipids*, v. 110, Issue 1, p. 57-67, Mar. 2001.

LORENZEN, C. L. et al. Conjugated linoleic acid content of beef differs by feeding regime and muscle. *Journal of Meat Science*, v. 75, Issue 1, p. 159-167, Jan. 2007.

LOW, P. *Clinical autonomic disorders*. London: Little, Brown, 1993.

LU, Y. P. et al. Inhibitory effects of orally administered green tea, black tea, and caffeine on skin carcinogenesis in mice previously treated with ultraviolet B light (high-risk mice): relationship to decreased tissue fat. *Cancer Research*, v. 61, p. 5.002-5.009, July 2001.

LUCCHI, L. et al. Changes in conjugated linoleic acid and its metabolites in patients with chronic renal failure. *Kidney International*, v. 58, n. 4, p. 1.695-1.702, 2000.

MACDONALD, H. B. Conjugated linoleic acid and disease prevention: A review of current knowledge. *Journal of American College of Nutrition*, v. 19, n. 2, p. 111S-118S, 2000.

MAES, M. Fatty acid composition in major depression: decreased n-3 fractions in cholesterol esters and increased $C20{:}n6/C20{:}5n3$ ratio in cholesterol ester and phospholipids. *Journal of Affective Disorders*, v. 38, p. 35-46, 1996.

_____ et al. Lowered omega-3 polyunsaturated fatty acids in serum phospholipids and cholesteryl esters of depressed patients. *Psychiatry Research*, v. 85, p. 275-29, Mar. 1999.

MAJUMDER, B. et al. The effects of conjugated linoleic acid on the expression of key genes involved in the apoptotic pathway. *British Journal of Surgery*, v. 88 p. 7-7, Suppl. 1, 2001.

MAKOWISKI, L.; HOTAMISLIGIL, G. S. The role of fatty acid binding proteins in metabolic syndrome and atherosclerosis. *Current Opinion in Lipidology*, v. 16, p. 543-548, 2005.

MALCOM, T.; GUZMAN, M. A. Atherosclerosis and omega-3 fatty acids in the population of a fishing village and a farming village in Japan. *Atherosclerosis*, v. 153, Issue 2, p. 469-481, Dec. 2000.

MANDELL, I. B.; BUCHANAN-SMITH, J. G.; CAMPBELL, C. P. Effects of forage vs grain feeding on carcass characteristics, fatty acid composition, and beef quality in Limousin-cross steers when time on feed is controlled. *Journal of Animal Science*, v. 76, Issue 10, p. 2.619-2.630, 1998.

MARTIN, J. C. et al. Effects of conjugated linoleic acid isomers on lipid-metabolizing enzymes in male rats. *Lipids*, v. 35, n. 1, p. 91-98, 2000.

MATHUR, K. S. et al. Serum cholesterol and atherosclerosis in man. *Circulation*, v. 23, Issue 6, p. 847-852, June 1961.

MATYSZAKI, M. K. Inflammation in the Cns: balance between Immunological Privilege and Immune Response. *Progress in Neurobiology*, v. 56, p. 19-35, 1998.

MCCAMY, James; PRESLEY, James. *Human life styling*: keeping, whole in the 20th century. New York: Harper Colophon Books, 1975.

MCCARTY, M. F. Toward a wholly nutritional therapy for type 2 diabetes. *Medical Hypotheses*, v. 54, Issue 3, p. 483-487, Mar. 2000.

_____. Toward practical prevention of type 2 diabetes.*Medical Hypotheses*, v. 54, Issue 5, p. 786-793, 2000.

_____. Activation of PPARgamma may mediate a portion of the anticancer activity of conjugated linoleic acid. *Medical Hypotheses*, v. 55, Issue 3, p. 187-188, 2000.

_____. The chlorophyll metabolite phytanic acid is a natural rexinoid – potential for treatment and prevention of diabetes. *Medical Hypotheses*, v. 56, p. 217-219, 2001.

MCLAUGHLIN, T. et al. Differentiation between obesity and insulin resistance in the association with C-reactive protein. *Circulation*, v. 106, Issue 23, p. 2.908-2.912, Dec. 2002.

MEDEIROS, D. M. et al. Feeding enriched omega-3 fatty acid beef to rats increases omega-3 fatty acid content of heart and liver membranes and decreases serum vascular cell adhesion molecule-1 and cholesterol levels. *Journal of Nutrition Research*, v. 27, Issue 5, p. 295-299, May 2007.

MEDINA, E. A. et al. Conjugated linoleic acid supplementation in humans: Effects on circulating leptin concentrations and appetite. *Lipids*, v. 35, n. 7, p. 783-788, 2000.

MENDELSON, Anne. *Milk*: the surprising story of milk through the ages. New York: Borzoi Book, 2008.

MÉNDEZ, J.; TEJADA, C. Relationship between serum lipids and aortic atherosclerotic lesions in sudden accidental deaths in Guatemala City. *The American Journal of Clinical Nutrition*, v. 20, p. 1.113-1.117, Oct. 1967.

MILLS, P. K. et al. Cancer incidence among California seventh-day adventists, 1976--1982. *The American Journal of Clinical Nutrition*, v. 59, Issue 5, p. 1.136S-1.142S, 1994.

MINER, J. L. et al. Conjugated linoleic acid (CLA), body fat, and apoptosis. *Obesity Research*, v. 9, n. 2, p. 129-134, Feb. 2001.

MIR, P. S. et al. Conjugated linoleic acid-enriched beef production. *The American Journal of Clinical Nutrition*, v. 79, n. 6, 1.207S-1.211S, June 2004.

MIR, Z. et al. Effect of dietary supplementation with either conjugated linoleic acid (CLA) or linoleic acid rich oil on the CLA content of lamb tissues. *Small Ruminant Research*, v. 36, p. 25-31, 2000.

_____; PATERSON, L. J.; MIR, P. S. Fatty acid composition and conjugated linoleic acid content of intramuscular fat in crossbred cattle with and without Wagyu genetics fed a barley-based diet. Canadian Journal of Animal Science, v. 80, p. 195-197, 2000.

MOHAN, I. K.; DAS, U. N. Prevention of chemically induced diabetes mellitus in experimental animals by polyunsaturated fatty acids. *Nutrition*, v. 17, Issue 2, p. 126-151, Feb. 2001.

MOLKENTIN, J. Occurrence and biochemical characteristics of natural bioactive substances in bovine milk lipids. *British Journal of Nutrition*, v. 84, Suppl. 1, p. S47-S53, 2000.

MOLONEY, A. P. et al. Producing tender and flavoursome beef with enhanced nutritional characteristics. *Proceedings of the Nutrition Society*, v. 60, p. 221-229, 2001.

MORALES, M. S.; PALMQUIST, D. L.; WEISS, W. P. Effects of fat source and copper on unsaturation of blood and milk triacylglycerol fatty acids in Holstein and Jersey cows. *Journal of Dairy Science*, v. 83, p. 2.105-2.111, 2000.

_____; _____; _____. Milk fat composition of Holstein and Jersey cows with control or depleted copper status and fed whole soybeans or tallow. *Journal of Dairy Science*, v. 83, p. 2.112-2.119, 2000.

MORRIS, M. C. et al. Consumption of fish and n-3 fatty acids and risk of incident Alzheimer disease. *Archives of Neurology*, v. 60, p. 940-966, 2003.

MOSSOBA, M. M. et al. Application of standard addition to eliminate conjugated linoleic acid and other interferences in the determination of total trans fatty acids in selected food products by infrared spectroscopy. *Journal of the American Oil Chemist's Society*, v. 78, n. 6, p. 631-634, 2001.

MUCHENJE, V. et al. Some biochemical aspects pertaining to beef eating quality and consumer health: a review. *Journal of Food Chemistry*, v. 112, Issue 2, p. 279-289, Jan. 2009.

MÜLLER, H. L. et al. Effect of conjugated linoleic acid on energy metabolism in growing--finishing pigs. *Journal of Animal Physiology and Animal Nutrition*, v. 83, Issue 2, p. 85-94, Apr. 2000.

MURRAY, Michael; PIZZORNO, Joseph. *Encyclopedia of natural medicine*. Rocklin, CA: Prima, 1998.

MUSANI, S. K.; ERICKSON, S.; ALLISON, D. B. Obesity – still highly heritable after all these years. *The American Journal of Clinical Nutrition*, v. 87, n. 2, p. 275-276, Feb. 2008.

NATIONAL CATTLEMEN'S BEEF ASSOCIATION. *Beef Lipids in Perspective*. Beef Facts. Human Nutrition Research. Centennial, CO: National Cattlemen's Beef Association, 2005.

NATIONAL RESEARCH COUNCIL. *Diet and health*: implications for reducing chronic disease risk. Washington, DC: National Academy Press, 1989.

NEELS, J. G.; OLEFSKY, J. M. Inflamed fat: what starts the fire?. *The Journal of Clinical Investigation*, v. 116, Issue 1, p. 33-35, Jan. 2006.

NHMRC WORKING PARTY REPORT. The role of polyunsaturated fats in the Australian diet. Melbourne: Kay Gibbons, 1992.

NIKOLOVA-DAMYANOVA, B.; MOMCHILOVA, S.; CHRISTIE, W. W. Silver ion high-performance liquid chromatographic separation of conjugated linoleic acid isomers, and other fatty acids, after conversion to p-methoxyphenacyl derivatives. *Journal of High Resolution Chromatography*, v. 23, Issue 4, p. 348-352, Apr. 2000.

NORRIS, L. E. et al. Comparison of dietary conjugated linoleic acid with safflower oil on body composition in obese postmenopausal women with type 2 diabetes mellitus.*The American Journal of Clinical Nutrition*, v. 90, n. 3, p. 468-476. Sept. 2009.

NUERNBERG, K. et al. Effect of grass-based and a concentrate feeding system on meat quality characteristics and fatty acid composition of longissimus muscle in different cattle breeds. *Livestock Production Science*, v. 94, p. 137-147, 2005.

OGAWA, J. et al. Conjugated linoleic acid accumulation via 10-hydroxy-12 octadecaenoic acid during microaerobic transformation of linoleic acid by *Lactobacillus acidophilus*. *Applied and Environmental Microbiology*, v. 67, n. 3, p. 1.246-1.252, Mar. 2001.

OHSHITA, K. et al. Safety evaluation of yeast glutaminase. *Food and Chemical Toxicology*, v. 38, Issue 8, p. 661-670, Aug. 2000.

O'QUINN, P. R. et al. Conjugated linoleic acid. *Animal Health Research Review*, v. 1, n. 1, p. 35-46, 2000.

_____ et al. Effects of modified tall oil and creatine monohydrate on growth performance, carcass characteristics, and meat quality of growing-finishing pigs. *Journal of Animal Science*, v. 78, Issue 9, p. 2.376-2.382, 2000.

_____ et al. Effects of modified tall oil versus a commercial source of conjugated linoleic acid and increasing levels of modified tall oil on growth performance and carcass characteristics of growing-finishing pigs. *Journal of Animal Science*, v. 78, Issue 9, p. 2.359-2.368, 2000.

ORNISH, Dean. *Dr. Dean Ornish's program for reversing heart disease*. New York: Random House, 1990.

O'SHEA, M. et al. Enrichment of the conjugated linoleic acid content of bovine milk fat by dry fractionation. *International Dairy Journal*, v. 10, Issue 4, p. 289-294, 2000.

_____ et al. Milk fat conjugated linoleic acid (CLA) inhibits growth of human mammary MCF-7 cancer cells. *Anticancer Research*, v. 20, n. 5B, p. 3.591-3.601, 2000.

OSTROWSKA, E. et al. Comparison of silver-ion high-performance liquid chromatographic quantification of free and methylated conjugated linoleic acids. *Lipids*, v. 35, n. 10, p. 1.147-1.153, 2000.

PARDOS, S. C.; TORRE, P. D.; SANCHEZ-MUNIZ, F. J. CLA ¿antioxidante o prooxidante?. *Grasas y Aceites*, v. 51, p. 268-274, 2000.

PARIZA, M. W.; PARK, Y.; COOK, M. E. Mechanisms of action of conjugated linoleic acid: evidence and speculation. *Proceedings of the Society for Experimental Biology and Medicine*, v. 223, Issue 1, p. 8-13, Jan. 2000.

_____; _____; _____. The biologically active isomers of conjugated linoleic acid. *Progress in Lipid Research*, v. 40, Issue 4, p. 283-298, 2001.

PARK, Y. et al. Inhibition of hepatic stearoyl-CoA desaturase activity by trans-10,cis-12 conjugated linoleic acid and its derivatives. *Biochimica et Biophysica Acta*, v. 1.486, p. 285-292, 2000.

_____; ALLEN, K. G. D.; SHULTZ, T. D. Modulation of MCF-7 breast cancer cell signal transduction by linoleic acid and conjugated linoleic acid in culture. *Anticancer Research*, v. 20, p. 669-676, 2000.

_____ et al. Comparison of methylation procedures for conjugated linoleic acid and artifact formation by commercial (Trimethylsilyl) diazomethane. *Journal of Agricultural and Food Chemistry*, v. 49, n. 3, p. 1.158-1.164, Feb. 2001.

PARRA, P.; SERRA, F.; PALOU, A. Moderate doses of conjugated linoleic acid isomers mix contribute to lowering body fat content maintaining insulin sensitivity and a noninflammatory pattern in adipose tissue in mice. *The Journal of Nutritional Biochemistry*, v. 21, Issue 2, p. 107-115, Feb. 2010.

PASTUSHENKO, V.; MATTHES, H. D.; SCHELLENBERG, J. Conjugated linoleic acid contents in beef of cattle of organic farming. *Ernahrungs-Umschau*, v. 47:146 (2000).

_____; _____. Content of conjugated linoleic acid in beef from organically raised cattle. *Ernahrungs-Umschau*, v. 47, p. 272-274, 2000.

PATENAUDE, A. et al. Bioavailability of alpha-linolenic acid from flaxseed diets as a function of the age of the subject. *European Journal of Clinical Nutrition*, 2000, v. 63, n. 9, p. 1.123-1.129, Sept. 2009.

PATERSON, J. C. et al. Serum lipid levels and the severity of coronary and cerebral atherosclerosis in adequately nourished men, 60 to 69 years of age. *Circulation*, v. 27, Issue 2, p. 229-236, Feb. 1963.

PEDERSEN, H. S. et al. N-3 fatty acids as a risk factor for haemorrhagic stroke. *The Lancet*, v. 353, n. 9155, p. 812-813, 1999.

PETRIK, M. B. H. et al. Highly unsaturated (n-3) fatty acids, but not alpha-linolenic, conjugated linoleic or gamma-linolenic acids, reduce tumorigenesis in Apc(Min/+) mice. *The Journal of Nutrition*, v. 130, n. 10, p. 2.434-2.443, 2000.

PFEUFFER, M.; SCHREZENMEIR, J. Bioactive substances in milk with properties decreasing risk of cardiovascular diseases. *British Journal of Nutrition*, v. 84, Suppl. 1, p. S155--S159, 2000.

PIGHETTI, G. M. et al. Therapeutic treatment of DMBA-induced mammary tumors with PPAR ligands. *Anticancer Research*, v. 21, n. 2A, p. 825-829, Mar./Apr. 2001.

PIGOTT, G. M.; TUCKER, B. W. Science opens new horizons for marine lipids in human nutrition. *Food Reviews International*, v. 3, p. 105-138, 1987.

PIPEROVA, L. S. et al. Mammary lipogenic enzyme activity, trans fatty acids and conjugated linoleic acids are altered in lactating dairy cows fed a milk fat-depressing diet. *The Journal of Nutrition*, v. 130, n. 10, p. 2.568-2.574, 2000.

PODELL, Richard N.; PROCTOR, William. *The G-Index diet*: the missing link that makes permanent weight loss possible. New York, NY: Warner Books, 1994.

POLLAN, Michael. *O dilema do onívoro*. Rio de Janeiro: Intrínseca, 2007.

POMPEIA, C.; LIMA, T.; CURI, R. Arachidonic acid cytotoxicity: can arachidonic acid be a physiological mediator of cell death? *Cell Biochemistry and Function*, v. 21, Issue 2, p. 97-104, June 2003.

PONNAMPALAM, E. N.; MANN, N. J.; SINCLAIR, A. J. Effect of feeding systems on omega-3 fatty acids, conjugated linoleic acid and trans fatty acids in Australian beef cuts: potential impact on human health. *Asia Pacific Journal of Clinical Nutrition*, v. 15, Issue 1, p. 21-29, Mar. 2006.

POPOVICH, P. G. et al. Depletion of hematogenous macrophages promotes partial hindlimb recovery and neuroanatomical repair after experimental spinal cord injury. *Experimental Neurology*, v. 158, Issue 2, p. 351-365, Aug. 1999.

_____.; HICKEY, W. F. Bone marrow chimeric rats reveals the unique distribution of resident and recruited macrophages in the contused rat spinal cord. *Journal of Neuropathology and Experimental Neurology*, v. 60, Issue 7, p. 676-685, 2001.

_____ et al. The neuropathological and behavioral consequences of intraspinal microglial/macrophage activation. *Journal of Neurophatology and Experimental Neurology*, v. 61, Issue 7, p. 623-633, 2002.

PORTE JR., D.; WOODS, S. C. Regulation of food intake and body weight by insulin. *Diabetologia*, 20 Suppl., p. 274-280, Mar. 1981.

POTTENGER, Francis M. *Symptoms of visceral disease*. [S.l.]: C. V. Mosby Co., 1919.

POTTENGER JR., F. M. *Pottenger's cats*. La Mesa, CA: Price Pottenger Foundation, 1983.

POULSON, C. S. et al. Conjugated linoleic acid content of beef from cattle fed diets containing high grain, CLA, or raised on forages. *Journal of Livestock Production Science*, v. 91, Issues 1-2, p. 117-128, Dec. 2004.

PRÁTICA HOSPITALAR. São Paulo, ano VI, n. 33, maio/jun. 2004.

PRECHT, D.; MOLKENTIN, J. Frequency distributions of conjugated linoleic acid and trans fatty acid contents in European bovine milk fats. *Milchwissenschaft – Milk Science International*, v. 55, n. 12, p. 687-691, 2000.

_____; _____. Identification and quantitation of cis/trans C16 : 1 and C17 : 1 fatty acid positional isomers in German human milk lipids by thin-layer chromatography and gas chromatography/mass spectrometry. *European Journal of Lipid Science and Technology*, v. 102, Issue 2, p. 102-113, 2000.

_____; _____. Recent trends in the fatty acid composition of German sunflower margarines, shortenings and cooking fats with emphasis on individual C16:1, C18:1, C18:2, C18:3 and C20:1 trans isomers. *Nahrung Food*, v. 44, p. 222-228, 2000.

_____; _____. Trans unsaturated fatty acids in bovine milk fat and dairy products. *European Journal of Lipid Science and Technology*, v. 102, p. 635-640, 2000.

_____ et al. Overestimates of oleic and linoleic acid contents in materials containing trans fatty acids and analyzed with short packed gas chromatographic columns. *Lipids*, v. 36, n. 2, p. 213-217, 2001.

PRICE, Weston. *Nutrition and physical degeneration*: a comparison of primitive and modern diets and their effects. La Mesa, CA: Price Pottenger Foundation, 1945.

PRITIKIN, Nathan. *Live longer now*. New York: Bantan Books, 1974.

PURDEY, Mark. The vegan ecological wasteland. *PPNF, Journal of the Price-Pottenger Nutrition Foundation* [hereafter referred to as *Jnl of PPNF*], Winter 1998.

_____. Are organophosphate pesticides involved in the causation of bovine spongiform encephalopathy (BSE)? *Journal of Nutritional Medicine*, v. 4, p. 43-82, 1994.

QI, K.; HALL, M.; DECKELBAUM, R. J. Long-Chain polyunsaturated fatty acid accretion in brain. *Current Opinion in Clinical Nutrition and Metabolic Care*, v. 5, Issue 2, p. 133-138, Mar. 2002.

RAHMAN, S. M. et al. Effects of conjugated linoleic acid on serum leptin concentration, body-fat accumulation, and beta-oxidation of fatty acid in OLETF rats. *Nutrition*, v. 17, Issue 5, p. 385-390, 2001.

_____ et al. Effects of short-term administration of conjugated linoleic acid on lipid metabolism in white and brown adipose tissues of starved/refed Otsuka long-evans Tokushima fatty rats. *Food Research International*, v. 34, Issue 6, p. 515-520, 2001.

RANDICH, A. et al. Responses of celiac and cervical vagal afferents to infusions of lipids in the jejunum or ileum of the rat. *American Journal of Physiology*, v. 278, n. 1, p. R34-R43, Jan. 2000.

RAPER, N. R.; CRONIN, F. J.; EXLER, J. Omega-3 Fat content of the US food supply. *Journal of the American College of Nutrition*, v. 11, Issue 3, p. 304-308, 1992.

RAUCHHAUS, M. et al. The endotoxin-lipoprotein hypothesis. *The Lancet*, v. 356, n. 9233, p. 930-933, Sept. 2000.

_____ et al. The relationship between cholesterol and survival in patients with chronic heart failure. *Journal of the American College of Cardiology*, v. 42, Issue 11, p. 1.933-1.940, Dec. 2003.

RAVNSKOV, Uffe. *The cholesterol myths*. Washington, DC: New Trends Publishing, 2000.

_____. *Fat and cholesterol are good for you!*. Sweden: GB Publishing, 2009.

RAZMINOWICZ, R. H.; KREUZER, M.; SCHEEDER, M. R. L. Quality of retail beef from two grass-based production systems in comparison with conventional beef. *Journal of Meat Science*, v. 73, Issue 2, p. 351-361, June 2006.

REVISTA BRASILEIRA DE CLINICA MÉDICA. [S.l.], v. 3, n. 6, nov./dez 2005.

REYNOLDS, C. M.; ROCHE, H. M. Conjugated linoleic acid and inflammatory cell signaling. *Plefa*: Prostaglandins, Leukotrienes and Essential Fatty Acids, v. 82, Issue 4, p. 199-204, Apr. 2010.

RICHTER, W. O. Applications of fatty acid derivatives and antioxidants in dietary lipids. *European Journal of Lipid Science and Technology*, v. 103, Issue 1, p. 42-45, Jan. 2001.

RICKERT, R.; STEINHART, H. Significance, analysis and occurrence of conjugated linoleic acid isomers (CLA) in foods. *Ernahrungs-Umschau*, v. 48:4, 2001.

RISÉRUS, U. et al. Effects of cis-9, trans-11 conjugated linoleic acid supplementation on insulin sensitivity, lipid peroxidation, and proinflammatory markers in obese men. *The American Journal of Clinical Nutrition*, v. 80, n. 2, p. 279-283, Aug. 2004.

RITZENTHALER, K. L. et al. Estimation of conjugated linoleic acid intake by written dietary assessment methodologies underestimates actual intake evaluated by food duplicate methodology. *The Journal of Nutrition*, v. 131, p. 1.548-1.554, 2001.

ROACH, J. A. G. et al. Gas chromatography-high resolution selected-ion mass spectrometric identification of trace 21:0 and 20:2 fatty acids eluting with conjugated linoleic acid isomers. *Lipids*, v. 35, n. 7, p. 797-802, 2000.

ROBBINS, John. *Diet for a New America*. Tiburon, CA: H. J. Kramer, 1998.

ROBINSON, N. P.; MACGIBBON, A. K. H. Determination of the conjugated linoleic acid-containing triacylglycerols in New Zealand bovine milk fat. *Lipids*, v. 35, n. 7, p. 789-796, 2000.

ROCHE, H. M. et al. Conjugated linoleic acid: a novel therapeutic nutrient?. *Nutrition Research Reviews*, v. 14, p. 173-187, 2001.

_____ et al. Fatty acids and epithelial permeability: effect of conjugated linoleic acid in Caco-2 cells. *Gut*, v. 48, p. 797-802, 2001.

ROGELJ, I. Milk, dairy products, nutrition and health. *Food, Technology and Biotechnology*, v. 38, p.143-147, 2000.

ROMERO, P. et al. Concentration of conjugated linoleic acid from milk fat with a continuous supercritical fluid processing system. *Journal of Dairy Science*, v. 83, p. 20-22, 2000.

RONDÓ JR., Wilson. *Emagreça e apareça*. São Paulo: Gaia, 2007.

ROSEDALE, Ronald. Insulin and its metabolic effects. *Address to the Designs for Health Institute BoulderFest*, Aug. 1999.

ROSS, Julia. *The diet cure*. New York: Viking, 1999.

ROSS, R. Atherosclerosis is an inflammatory disease. *The New England Journal of Medicine*, 340, p. 115-126, 1999.

ROSS, R. P. et al. Novel cultures for cheese improvement. *Trends in Food Science & Technology*, v. 11, Issue 3, p. 96-104, Mar. 2000.

RUSSEL, J. B.; DIEZ-GONZALEZ, F.; JARVIS, G. N. Potential effect of cattle diets on the transmission of pathogenic *Escherichia coli* to humans. *Microbes and Infection*, v. 2, Issue 1, p. 45-53, Jan. 2000.

RYDER, J. W. et al. Isomer-specific antidiabetic properties of conjugated linoleic acid – Improved glucose tolerance, skeletal muscle insulin action, and UCP-2 gene expression. *Diabetes*, v. 50, p. 1.149-1.157, 2001.

SADOSHIMA, S. et al. Cerebral and aortic atherosclerosis in Hisayama, Japan. *Atherosclerosis*, v. 36, Issue 1, p. 117-126, May 1980.

SAMUELSON, G. et al. Dietary fat intake in healthy adolescents: inverse relationships between the estimated intake of saturated fatty acids and serum cholesterol. Br. *The Journal of Nutrition*, v. 85, p. 333-341, 2001.

SANTORA, J. E.; PALMQUIST, D. L.; ROEHRIG, K. L. Trans-vaccenic acid is desaturated to conjugated linoleic acid in mice. *The Journal of Nutrition*, v. 130, p. 208-215, 2000.

SCHEEDER, M. R. L. et al. Influence of different fats in pig feed on fatty acid composition of phospholipids and physical meat quality characteristics. *European Journal of Lipid Science and Technology*, v. 102, Issue 6, p. 391-401, June 2000.

SCHMID, Ronald F. *Native nutrition*: eating according to ancestral wisdom. Rochester, VT: Healing Arts Press, 1987.

_____. *Traditional foods are your best medicine*. Rochester: Healing Arts Press, 1997.

SCHNELL, L. et al. Acute inflammatory responses to mechanical lesions in the CNS: differences between brain and spinal cord. *European Journal of Neuroscience*, v. 11, Issue 10, p. 3.648-3.658, Oct. 1999.

SCHREZENMEIR, J.; JAGLA, A. Milk and diabetes [Review]. *Journal of the American College of Nutrition*, v. 19, 2 Suppl S, p. 176S-190S, 2000.

SCHWARTZ, M.; MOALEM, G. Beneficial immune activity after cns injury: prospects for vaccination. *Journal of Neuroimmunology*, v. 113, p. 185-192, 2001.

SCIMECA, J. A.; MILLER, G. D. Potential health benefits of conjugated linoleic acid. *Journal of the American College of Nutrition*, v. 19, p. 470S-471S, 2000.

SEARS, Barry; LAWREN, Bill. *The zone*. New York: Harper Collins, 1995.

_____. *The anti-aging zone*. New York: ReganBooks, 1999.

_____. *The omega RX zone*. New York: ReganBooks, 2002.

_____. *Toxic fat*: when good fat turns bad. Nashville, TN: Thomas Nelson, 2008.

SEHANPUTRI, P. S.; HILL, C. G. Biotechnology for the production of nutraceuticals enriched in conjugated linoleic acid: II. Multiresponse kinetics of the hydrolysis of corn oil by a *Pseudomonas sp*. lipase immobilized in a hollow-fiber reactor. *Biotechnology and Bioengineering*, v. 69, p. 450-456, 2000.

SELL, J. L.; JIN, S.; JEFFREY, M. Metabolizable energy value of conjugated linoleic acid for broiler chicks and laying hens. *Poultry Science*, v. 80, p. 209-214, 2001.

SERHAN, C. N. Resolution phase of inflammation: novel endogenous anti-inflammatory and proresolving lipid mediators and pathways. *Annual Review of Immunology*, v. 25, p. 101--137, Apr. 2007.

SHIN, M. et al. Weight loss effect on inflammation and LDL oxidation in metabolically healthy but obese (MHO) individuals: low inflammation and LDL oxidation in MHO women. *International Journal of Obesity*, v. 30, p. 1.529-1.534, 2006.

SIMON, O. et al. Effects of conjugated linoleic acids on protein to fat proportions, fatty acids, and plasma lipids in broilers. *European Journal of Lipid Science and Technology*, v. 102, p. 402-410, 2000.

SIMOPOULOS, A. P. Omega-3 fatty acids in growth and development and in health and disease. Part 1: The role of omega-3 fatty acids in growth and development. *Nutrition Today*, v. 23, Issue 2, p. 10-19, Mar./Apr. 1988.

_____. Omega-3 fatty acids in growth and development and in health and disease. Part 2: The role of omega-3 fatty acids in health and disease: dietary implications. *Nutrition Today*, v. 23, Issue 3, p. 12-18, May/June 1988.

_____; SALEM, N. JR. N-3 fatty acids in eggs from range-fed Greek chickens. *The New England Journal of Medicine*, v. 321, n. 20, p. 1.412-1.415, Nov. 1989.

_____ et al. Common purslane: a source of omega-3 fats and antioxidants. *Journal of the American College of Nutrition*, v. 11, p. 374-382, 1992.

_____, LEAF, A.; SALEM, N. JR. Essentiality of and recommended dietary intakes for omega-6 and omega-3 fats. *Annals of Nutrition and Metabolism*, v. 43, p. 127-130, 1999.

_____. Evolutionary aspects of diet, the omega-6/omega-3 ratio and genetic variation: nutritional implications for chronic diseases. *Biomed Pharmacother*, v. 60, n. 9, p. 502-507, Nov. 2006.

SINGER, Peter; MASON, Jim. *A ética da alimentação*. Rio de Janeiro: Campus, 2006.

SISK, M. B. et al. Dietary conjugated linoleic acid reduces adiposity in lean but not obese Zucker rats. *The Journal of Nutrition*, v. 131, p. 1.668-1.674, 2001.

SMEDMAN, A.; VESSBY, B. Conjugated linoleic acid supplementation in humans – metabolic effects. *Lipids*, v. 36, n. 8, p. 773-781, Aug. 2001.

SMITH, Allan. *Soybeans*: chemistry & technology. Westport, Conn.: AVI Publishing Company, 1972. p. 184-188. v. 1

SMITH, L.A.; BAYLIN, A.; CAMPOS, H. Conjugated linoleic acid in adipose tissue and risk of myocardial infarction. *The American Journal of Clinical Nutrition*, v. 92, n. 1, p. 34-40, July 2010.

SMITH, Russell. *Diet, blood, cholesterol and coronary heart disease*: a critical review of the literature. [S.l.]: Vector Enterprises, 1991.

SOEL, S. M. et al. Influence of conjugated linoleic acid isomers on the metastasis of colon cancer cells in vitro and in vivo. *The Journal of Nutritional Biochemistry*, v. 18, Issue 10, p. 650--657, Oct. 2007.

SORGI, P. J. et al. Effects of an open-label pilot study with high-dose EPA/DHA concentrates an plasma phospholipids and behavior in children with attention deficit hyperactivity disorder. *Nutrition Journal*, v. 6, p. 16, July 2007.

SPECKER, B. L. et al. Increased urinary methylmalonic acid excretion in breast-fed infants of vegetarian mothers and identification of an acceptable dietary source of vitamin B-12. *The American Journal of Clinical Nutrition*, v. 47, n. 1, p. 89-92, Jan. 1998.

SPENCER. H. et al. Further studies of the effect of a high protein diet as meat on calcium metabolism. *The American Journal of Clinical Nutrition*, v. 37, n. 6, p. 924-929, June 1983.

_____; KRAMER, L. Factors contributing to osteoporosis. *The Journal of Nutrition*, v. 116, p. 316-319, 1986.

STANDAGE,Tom. *Uma história comestível da humanidade*. Rio de Janeiro: Zahar, 2010.

STASINIEWICZ, T. et al. Performance and meat quality of fattening bulls fed complete feed with rapeseed oil cake or linseed. *Journal of Animal and Feed Science*, v. 9, n. 2, p. 283--296, 2000.

STEVENS, L. J. et al. Omega-3 fatty acids in boys with behavior, learning, and health problems. *Physiology & Behavior*, v. 59, Issues 4-5, p. 915-920, Apr.-May 1996.

STRZETELSKI, J. et al. Fattening bulls on maize silage and concentrate supplemented with vegetable oils. *Journal of Animal and Feed Sciences*, v. 10, n. 2, p. 259-271, 2001.

SUGANO, M.; KOGA, T.; YAMADA, K. Lipids and immunology. *Asia Pacific Journal of Clinical Nutrition*, v. 9, Issue 2, p. 146-152, June 2000.

SURESH, Y.; DAS, U. N. Protective action of arachidonic acid against alloxan induced cytotoxicity and diabetes mellitus. *Plefa* – Prostaglandins, Leukotrienes and Essential Fatty Acids, v. 64, Issue 1, p. 37-52, Jan. 2001.

SUZUKI, R. et al. Cytotoxic effect of conjugated trienoic fatty acids on mouse tumor and human monocytic leukemia cells. *Lipids*, v. 36, n. 5, p. 477-482, 2001.

SWAN, J. E. et al. Total body electrical conductivity (TOBEC) measurement of compositional differences in hams, loins, and bellies from conjugated linoleic acid (CLA)-fed stress-genotype pigs. *Journal of Animal Science*, v. 79, Issue 6, p. 1.475-1.482, 2001.

SZYMCZYK, B. et al. The effects of feeding conjugated linoleic acid (CLA) on rat growth performance, serum lipoproteins and subsequent lipid composition of selected rat tissues. *Journal of Science of Food and Agriculture*, v. 80, n. 10, p. 1.553-1.558, 2000.

_____ et al. Effects of conjugated linoleic acid on growth performance, feed conversion efficiency, and subsequent carcass quality in broiler chickens. *British Journal of Nutrition*, v. 85, p. 465-473, 2001.

TAOKA, Y. et al. Role of neutrophils in spinal cord injury in the rat. *Neuroscience*, v. 79, Issue 4, p. 1.177-1.182, June 1997.

TATAR, M.; BARTKE, A.; ANTEBI, A. The endocrine regulation of aging by insulin-like signals. *Science*, v. 299, n. 5.611, p. 1.346-1.351, Feb. 2003.

TAUBES, G. *Good calories, bad calories*. New York: Alfred Knopf, 2007.

THUILLIER, P. et al. Activators of peroxisome proliferator-activated receptor-alpha partially inhibit mouse skin tumor promotion. *Molecular Carcinogenesis*, v. 29, n. 3, p. 134-142, 2000.

TIERNEY, E. et al. Abnormalities of cholesterol metabolism in autism spectrum disorders. *American Journal of Medical Genetics – Part B*, v. 141B, Issue 6, p. 666-668, Sept. 2006.

_____; ANEJA, A. Autism: The role of cholesterol in treatment. *International Review of Psychiatry*, v. 20, n. 2, p. 165-170, Jan. 2008.

TINEY, E. H. Proximate composition and mineral and phytate contents of legumes grown in Sudan. *Journal of Food Composition and Analysis*, v. 2, Issue 1, p. 67-78, Mar. 1989.

TROWBRIDGE, H. O.; EMLING, R. C. *Inflammation*: a review of the process. 5th ed. Chicago: Quintessence Books, 1997.

TSUBOYAMA-KASAOKA, N. et al. Conjugated linoleic acid supplementation reduces adipose tissue by apoptosis and develops lipodystrophy in mice. *Diabetes*, v. 49, p. 1.534-1.542, 2000.

TURNOCK, L. et al. Dietary supplementation with conjugated linoleic acid does not alter the resistance of mice to *Listeria monocytogenes* infection. *Lipids*, v. 36, n. 2, p. 135-138, 2001.

TWIBELL, R. G. et al. Effects of dietary conjugated linoleic acids on hepatic and muscle lipids in hybrid striped bass. *Lipids*, v. 35, n. 2, p. 155-161, 2000.

VALENTINE, Tom; VALENTINE, Carole. *Medicine's missing link*: metabolic typing and your personal food plan. Rochester, VT: Thorson's Publishers, 1987.

VAN DEN BERG, H. et al. Vitamin B12 and seaweed. *The Lancet*, v. 331, n. 8579, p. 242-243, Jan, 1988.

WANG, L. S. et al. Conjugated linoleic acid (CLA) up-regulates the estrogen-regulated cancer suppressor gene, protein tyrosine phosphatase gamma (PTPgama), in human breast cells. *Anticancer Research*, v. 26, n. 1A, p. 27-34, Jan.-Feb. 2006.

WARWEL, S.; BORGDORF, R. Substrate selectivity of lipases in the esterification of cis/trans-isomers and positional isomers of conjugated linoleic acid (CLA). *Biotechnology Letters*, v. 22, p. 1.151-1.155, 2000.

WATKINS, B. A.; SEIFERT, M. F. Conjugated linoleic acid and bone biology. *Journal of the American College of Nutrition*, v. 19, p. 478S-486S, 2000.

_____ et al. Dietary ratio of (n-6)/(n-3) polyunsaturated fatty acids alters the fatty acid composition of bone compartments and biomarkers of bone formation in rats. *The Journal of Nutrition*, v. 130, n. 9, p. 2.274-2.284, Sept. 2000.

_____ et al. Bioactive fatty acids: role in bone biology and bone cell function. *Progress in Lipid Research*, v. 40, Issues 1-2, p. 125-148, Mar. 2001.

WATSON, George. *Nutrition and your mind*. New York: Harper & Row, 1972.

WEST, D. B. et al. Conjugated linoleic acid persistently increases total energy expenditure in AKR/J mice without increasing uncoupling protein gene expression. *The Journal of Nutrition*, v. 130, n. 10, p. 2.471-2.477, 2000.

WETTSTEIN, H. R. et al. Effect of lecithins partly replacing rumen-protected fat on fatty acid digestion and composition of cow milk. *European Journal of Lipid Science and Technology*, v. 103, Issue 1, p. 12-22, Jan. 2001.

WESTPHAL, S. A. et al. Metabolic response to glucose ingested with various amounts of protein. *The American Journal of Clinical Nutrition*, v. 52, p. 267-272, 1990.

WHIGHAM, L.D.; COOK, M. E.; ATKINSON, R. L. Conjugated linoleic acid: Implications for human health. *Pharmacology Research*, v. 42, n. 6, p. 503-510, 2000.

_____ et al. CLA reduces antigen-induced histamine and PGE(2) release from sensitized guinea pig tracheae. *American Journal of Physiology*, v. 280, n. 3, p. R908-R912, Mar. 2001.

WILLET, W.C. Intake of trans fatty acids and risk of coronary heart disease among women. *The Lancet*, v. 341, n. 8.845, p. 581-585, Mar. 1993.

WILLIAMS, C. M. Dietary fatty acids and human health. *Annales de Zootechnie*, v. 49, p. 165-180, 2000.

WILLIAMS, Roger. *Nutrition against disease*. New York: Bantam Books, 1978.

_____. *Biochemical individuality*. [S.l.]: Wiley and Sons, 1956; New Canaan, Co: Keats Publishing, May 1998.

WOLCOTT, William L. *The death of allopathic nutrition*. Winthrop, WA: Healthexcel Publications, 1998.

_____; FAHEY, Trish. *The metabolic typing diet*. New York: Doubleday, 2000.

WOLFE, M.; LICHTENSTEIN, D. R.; SINGH, G. Gastrointestinal toxicity of nonsteroidal anti-inflammatory drugs. *The New England Journal of Medicine*, Boston, MA, 340, p. 1.888-1.899, 1999.

WOOD, J. D.; ENSER, M. Factors influencing fatty acids in meat and the role of antioxidants in improving meat quality. *British Journal of Nutrition*, v. 78, Suppl. 1, S49-S60, July 1997.

WOODFORD, Keith. *Devil in the milk*: illness, health and the politics of A1 and A2 milk. New Zealand: Chelsea Green Publishing, 2007.

WRANGHAM, Richard. *Pegando fogo*: porque cozinhar nos tornou humanos. [S.l.]: Basic Books, 2009.

WYSS-CORAY, T.; MUCLE, L. Inflammation in neurodegenerative disease – a double edged sword. *Neuron*, v. 35, p. 419-432, 2002.

YAM, D. et al. Diet and disease: the Israeli paradox: possible dangers of a high omega-6 polyunsaturated fatty acid diet. *Israel Journal of Medical Sciences*, Israel, v. 32, p. 1.134-1.143, 1996.

YAMADA, T. et al. Atherosclerosis and omega-3 fatty acid in the populations of a fishing village and a farming in Japan. *Atherosclerosis*, v. 153, p. 469-481, 2000.

YANG, L. et al. Oxidative stability of conjugated linoleic acid isomers. *Journal of Agricultural and Food Chemistry*, v. 48, p. 3.072-3.076, August 2000.

YANG, M. D.; PARIZA, M. W.; COOK, M. E. Dietary conjugated linoleic acid protects against end stage disease of systemic lupus erythematosus in the NZB/W F1 mouse. *Immunopharmacology and Immunotoxicology*, v. 22, p. 433-449, 2000.

YEUNG, C. H. T. et al. Dietary conjugated linoleic acid mixture affects the activity of intestinal acyl coenzyme A: cholesterol acyltransferase in hamsters. *British Journal of Nutrition*, v. 84, p. 935-941, 2000.

YOKOYAMA, M. et al. Effects of eicosapentaenoic acid on major coronary events in hypercholesterolaemic patients (JELIS): a randomised open-label, blinded endpoint analysis. *The Lancet*, v. 369, Issue 9567, p. 1.090-1.098, March 2007.

YOUNG, Robert O.; YOUNG, Shelley Redford. *The pH miracle*. New York: Warner Books, 2002.

YUDKIN, J. S. Inflammation, obesity, and the metabolic syndrome. *Hormone and Metabolic Research*, v. 39, p. 707-709, 2007.

ZAMBELL, K. L. et al. Conjugated linoleic acid supplementation in humans: effects on body composition and energy expenditure. *Lipids*, v. 35, p. 777-782, 2000.

ZHANG, D. et al. Delta 3,5,delta 2,4-dienoyl-CoA isomerase is a multifunctional isomerase. A structural and mechanistic study. *The Journal of Biological Chemistry*, v. 276, p. 13.622-13.627, 2001.

ZURIER, R. B. "Eicosanoids and inflammation". In: *Prostaglandins in clinical practice*. New York: Raven Press, 1989.

Do mesmo autor

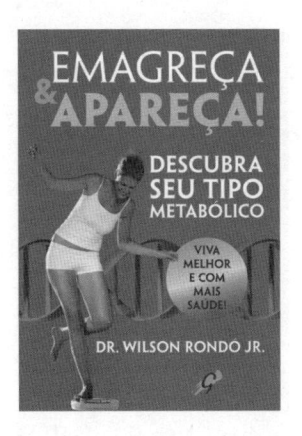

Emagreça & apareça!

A obesidade, da mesma forma que as doenças a ela relacionadas, como a diabete, a hipertensão arterial, a aterosclerose e o câncer, só para citar as mais importantes, constitui um grave problema de saúde pública, cujo tratamento leva a gastos astronômicos. No Brasil, ela é crescente, atingindo níveis epidêmicos, e provoca gastos públicos elevadíssimos para o acompanhamento médico.

O livro do Dr. Wilson Rondó Jr. aborda com propriedade esses aspectos e não propõe soluções mágicas do tipo "o comprimido que resolve seus problemas", tão usado pela indústria farmacêutica. Além de bastante claro e didático, traz soluções por meio da classificação e "receita" dos alimentos a serem consumidos.

O mais interessante, no entanto, é a classificação de alimentos que cada tipo metabólico deve consumir. Esse é o principal fator de diferenciação. Sabemos que há uma seleção genética e cultural que faz que tenhamos maior adaptação a um ou outro tipo de alimento. Assim, populações de regiões tropicais têm hábitos e costumes alimentares completamente diferentes daquelas que vivem em regiões muito frias, como nos países nórdicos. A migração constante, tal como ocorre hoje em dia, graças à facilidade de deslocamento, leva pessoas com uma genética adaptada a uma região mais quente a viver em países onde o frio predomina, e vice-versa.

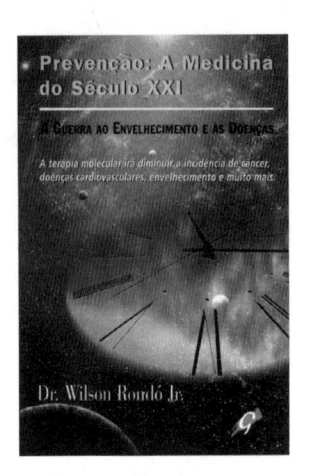

Prevenção: a medicina do século XXI

Ao mostrar os efeitos que a civilização moderna pode produzir em nosso organismo, este livro objetiva apontar as providências que podem e devem ser tomadas para atenuar o ritmo da vida atual e suas consequências, ressaltando os benefícios da medicina preventiva, que se preocupa muito mais com a origem dos problemas e não apenas com as doenças já instaladas. Do ponto de vista prático, o dr. Wilson Rondó Jr. alerta para o perigo da ingestão de determinados alimentos e ensina como suprir carências nutricionais com vitaminas, minerais e aminoácidos. O mais importante, no entanto, é que o leitor perceberá como a terapia molecular irá diminuir a incidência de câncer, doenças cardiovasculares, envelhecimento e muitos mais. Portanto, este trabalho é antes de tudo um caminho seguro para se viver mais e com plena saúde.

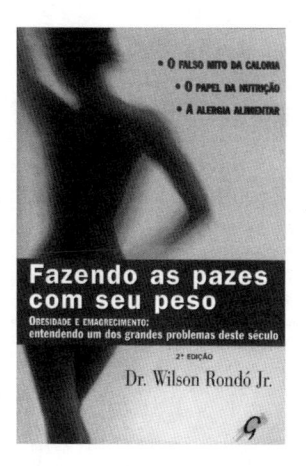

Fazendo as pazes com seu peso

Obesidade e emagrecimento:
entendendo um dos grandes problemas deste século

Como perder peso ganhando energia? Como tornar a vida mais saudável? Na concepção do dr. Wilson Rondó Jr., fazer as pazes com seu peso é uma questão de equilíbrio, de boa vontade e um bom objetivo a atingir. Para tanto este livro trata de refutar teorias enganosas e superadas, introduzindo dietas práticas que podem ser facilmente seguidas, visando eliminar os efeitos que a má combinação dos alimentos pode causar no organismo. A verdade é que a grande maioria das pessoas faz regime para se submeter à importância que o aspecto estético tem na sociedade moderna. Claro que beleza é importante, sobretudo quando vem associada ao desejo de viver mais ou ter mais energia, prevenindo, até mesmo, doenças como câncer, diabete e infartos. É por isso que este livro não se preocupa apenas com o resultado estético da perda e da manutenção do peso, pois a correção de hábitos nutricionais e alimentares é o primeiro passo para uma vida saudável e feliz; a beleza é mera consequência.

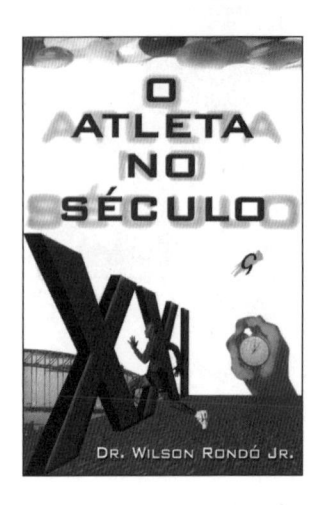

O atleta no século XXI

Todos reconhecem a importância da atividade esportiva na vida de qualquer ser humano. Uma vida sedentária, com hábitos nocivos à saúde e sem a observância de certos cuidados com o corpo pode ser o caminho mais curto para uma série de problemas. Entretanto, a prática correta de exercícios, com acompanhamento médico, dieta adequada ou uma boa base nutricional podem evitar muitos danos à saúde e ao corpo, e é justamente essa prática que o dr. Wilson Rondó Jr. pretende difundir. Este livro, cuja intenção é ensinar e não induzir ao autotratamento, revela-se uma fonte de informações preciosas e sempre estimula o leitor a procurar um profissional médico especializado antes de iniciar alguma atividade física. É leitura obrigatória aos que buscam uma vida saudável, para atletas profissionais e para todos os que desejam saber como exercícios, combinados e integrados com a ação de nutrientes e vitaminas, podem elevar a qualidade de vida de qualquer pessoa.

A dieta do Dr. Rondó

Prelo

Conheça mais sobre os livros e a medicina ortomolecular e nutrologia no *site* do autor: www.drrondo.com

Inscreva-se para receber gratuitamente o *e-letter* de saúde, com informações sobre os benefícios e as novidades que a medicina oferece.

CTP • Impressão • Acabamento
Com arquivos fornecidos pelo Editor

EDITORA e GRÁFICA
VIDA & CONSCIÊNCIA

R. Agostinho Gomes, 2312 • Ipiranga • SP
Fone/fax: (11) 3577-3200 / 3577-3201
e-mail:grafica@vidaeconsciencia.com.br
site: www.vidaeconsciencia.com.br